건강한 심장, 행복한 인생

건강한 심장, 행복한 인생

저자 : 전남의대 순환기내과 교수

정명호 · 조재영 · 김용철 · 박혁진 · 김민철 · 이기홍
심두선 · 윤남식 · 윤현주 · 김계훈 · 박형욱 · 홍영준
김주한 · 안영근 · 조정관 · 박종춘 · 강정채

전남대학교출판부

머 리 말

본 안내서는 이렇게 만들어졌습니다.

■ 최근 국내에서 순환기 질환이 많이 증가하고 동맥경화증에 의한 순환기 질환이 우리나라 성인 사망률의 가장 많은 부분을 차지하게 되었습니다. 이 책은 평소 심장병 환자들이 가장 궁금하게 생각하고 환자들로부터 흔히 질문을 받는 항목에 대해 이해하기 쉽게 정리하여, 심장병 환자와 가족들에게 도움을 드리기 위해 순환기 질환을 치료하고 연구하고 있는 전남의대 순환기내과 교수들이 1998년도에 **'순환기 환자를 위하여'**를 만든 이후, 2002년도에 **'심장병환자를 위하여'**를 만들었고 2005년도에 **'심장병의 최신 치료법'**을 만들게 되었으며, 2007년도에 **'심장병의 최신 안내서'**를 만들었고, 2011년도에 최근에 밝혀진 진단법과 치료법을 보완하여 **'당신의 심장은 안녕하십니까?'**를 소개한 이후, 2014년도에 **'심장병 이겨내기'**를 출판하였고, 올해 2017년에는 제15회 광주 국제 심장 심포지움(GICS)를 맞이하여 새롭게 **'건강한 심장, 행복한 인생'**을 출간하게 되었습니다.

머 리 말

■ 혹시 의문 사항이 있거나 고쳐야 할 점이 있으면 전화: 6241 (박종춘 교수 연구실), 6242 (조정관 교수 연구실), 6243 (정명호 교수 연구실), 4764 (안영근 교수 연구실), 5424 (순환기내과 전임의 연구실), 6246 (순환기내과 의국), FAX: 223-3105 (심혈관 조영실), 228-7174 (정명호 교수 연구실), e-mail: myungho@chollian.net 혹은 mhjeong@chonnam.ac.kr 으로 연락해주십시오.

■ 전남대학교병원 홈페이지는 http://www.cnuh.com 이오니 방문해 주십시오. 순환기내과 진료 팀에 대한 동영상 소개와 진료 일정 및 실적에 관해 자세히 소개되어 있습니다.

■ 전남대학교병원은 2008년부터 보건복지부로부터 심장질환 특성화 연구센터로 지정되어 우리나라를 대표하는 심장질환 연구센터로 우리나라 실정에 맞은 진단법 및 치료법을 개발연구하고 있습니다. 홈페이지는 http://heart.chonnam.ac.kr 이며, 세계적인 심장질환 연구센터가 되기 위하여 최선을 다하고 있습니다.

■ 본 도서 출판에 협조해 주신 안규윤 의과대학장님, 심재연 간호부장님, 순환기내과 병동 설수영 수간호사님, 중환자실 유미자 수간호사님, 응급센터 김정숙 팀장님, 심혈관조영실 김인수 팀장님과, 박수환, 김정훈, 이두환, 박인철, 오경수 의료기사, 김남윤, 박진희, 이재훈 간호사, 심장초음파실 임상춘, 김혜숙, 이지선, 김희정, 조은영, 박진향 간호사, 순환기내과 외래 한수경, 김수진, 조미영 간호사와 조민정, 송지연, 최아라, 이어진, 김해임, 김지원, 문금이, 최정아, 이다혜, 허시영, 이지선, 박인혜, 김유리, 박가영, 김한별, 김진주, 김경희 연구간호사를 비롯한 여러 식구들과 전남의대 순환기 동문회 및 불이회 회원들에게 진심으로 감사드립니다. 또한 저희 순환기내과의 진료와 연구를 적극적으로 후원해주신 김신곤, 김상형 전 병원장님, 약리학교실 국영종, 김경근, 국현 교수님과 생리학교실 이종은 교수님, 베스트 이비인후과 조재식 원장님, 소아과 최영륜 교수님께도 이 자리를 빌어 심심한 감사를 드립니다.

2017년　6월　1일

대표저자　징　명　호

추 천 사

전남대학교병원 순환기내과에서 환자들을 위한 심장병에 관한 안내 책자 '**건강한 심장, 행복한 인생**'을 발간하게 된 것을 진심으로 축하합니다. 심장질환은 이제 우리나라에서도 성인병 중에서도 가장 중요한 질환이 되었으며, 우리나라의 경제 발전과 비례해서 심장질환 환자 수도 급격히 증가하고 있는 이때 많은 환자들이 궁금하게 생각하고 있는 사항들을 문답식으로 잘 정리해서 환자는 물론 그 가족 내지는 일반 대중들도 잘 이해할 수 있도록 하여 큰 도움을 줄 수 있을 것으로 확신하는 바입니다.

우리나라에서도 심장질환의 발생 경향을 보면 과거와는 많이 달라져 새로운 심장질환의 발생이 증가하고 있으며, 특히 관상동맥 질환은 우리나라에서도 이제 흔히 볼 수 있는 질병이 되었고 점차 발생이 증가하고 있습니다. 구미 제국에서는 이미 오래 전부터 성인의 가장 흔한 사망 원인으로 인정되고 있으며, 이에 대한 연구도 매우 활발하고 특히 예방하기 위한 여러 가지 노력으로 최근에는 일부 지역에서 발생률이 감소하고 있습니다. 관상동맥질환은 거의 대부분이 죽상 동맥경화증에 의해서 발생하는데 우리나라에서도 최근 경제적으로 발전하면서 국민 식생활 양상도 많이 달라져 지방질 섭취가 증가함에 따라 관상동맥질환도 증가하고 있고 특히 동맥경화증 발생의 위험인자인 고지혈증, 고혈압, 당뇨병, 흡연, 비만 등을 가진 환자가 많기 때문에 앞으로 관상동맥 질환의 발생은 더욱 증가될 것으로 예측되고 있습니다. 관상동맥질환은 사망률이 매우 높은 질병이므로 우리나라에서의 현 실정을 정확하게 평가하기 위해서는 우선 대규모의 정확한 역학적 조사연구가 시급하다고 생각되며 또한 평균 수명이 연장되어 노인층 인구가 증가하고 죽상동맥경화증 발생의 위험인자를 가지고 있는 사람이 많아지고 있기 때문에 관상동맥 질환을 치료하는 것도 중요하지만 조기에 발견하거나 예방하는 것이 무엇보다도 중요하다고 생각되므로 일반 국민을 대상으로 계몽 교육을 실시해서 관상동맥 질환의 위험성을 널리 알리고 이로 인한 인적 및 경제적 손실을 방지하는 것이 매우 중요하다 생각합니다.

심장질환을 이해하고 진단과 치료 및 생활 방법에 이르기까지 자세한 설명을 환자를 비롯한 대중들이 알기 쉽게 간결한 설명을 나열하였으므로 많은 도움이 될 것으로 믿어 의심치 않으며 항상 진료와 연구에 여념이 없는 가운데 이런 좋은 안내 책자를 발간하신 전남대학교 전총장 강정채 교수와 전남대학교병원 순환기내과 정명호 교수를 비롯한 모든 교수들의 노고를 진심으로 치하하면서 앞으로도 우리나라 순환기학의 발전에 지금까지와 마찬가지로 계속 앞서 나가시기를 바랍니다.

경희의대 내과 명예교수 배 종 하

격 려 사

우리나라의 三大 死亡原因의 하나로 순환기 질환을 들 수 있습니다. 생활양식의 개선으로 마이카 시대가 되고 식생활도 변화하여 채식에서 육식이 많아지고 일상생활에서도 기계화가 많아져 운동 부족 등으로 동맥경화성 심장병 (돌연사, 부정맥, 협심증, 심근경색증, 심부전)이 많아지고 있습니다.

미국 등지의 선진국에 있어서는 동맥경화성 심장병을 일으키는 위험인자들 (비만, 고혈압, 고콜레스테롤혈증, 흡연, 당뇨병, 과량 알코올 섭취, 운동부족, stress 등)을 발견하여 교정하고 철저한 예방교육으로 發病率이 감소되고 있으나, 우리나라에서는 반대로 증가일로에 있습니다. 병증이 있을 때 치료도 중요하지만 사전에 예방하기 위한 노력이 절실히 요망되고 있습니다. 동맥경화성 심장병 등의 원인, 진단, 예방 방식을 환자나 일반인에서 잘 알 수 있는 책자가 많이 없는데, 금번 전남의대 순환기내과에서 **'건강한 심장, 행복한 인생'** 이라는 책자를 정명호, 안영근, 조정관, 박종춘, 강정채 교수들이 자기들이 체험하고 느꼈던 것들을 정리하여 발간하게 된 것을 선배의 한 사람으로서 축하드리며 그 기쁨을 같이 하고 싶습니다.

동맥경화성 심장병은 급성인 경우도 있지만 장시간을 거쳐서 발병되므로 의사의 정성어린 치료도 중요하지만 환자 각자가 예방수칙을 잘 알고 잘 지켜 위험한 인자들을 교정하므로 더욱 더 좋은 결과를 얻을 수 있습니다. 의사와 환자가 어깨동무를 함께 하고 다정하게 같이 노력하여야 합니다.

이 책자가 심장병으로 고생하는 사람들에게 새로운 희망과 생명력을 주입시켜 주는 역할을 할 수 있다고 확신합니다.

새로운 책자를 편집 발간하게 됨을 진심으로 축하드립니다.

원광의대 명예교수 의학박사 박 옥 규

목 차

본 안내서에는 다음과 같은 내용이 간단하고 알기 쉽게 설명되어 있습니다.

제1장 심장의 기능과 구조에 관하여

심장이란?

■ 심장은 강한 근육으로 된 펌프로서 피를 전신에 순환시켜 산소와 영양소를 공급하고 몸에서 생긴 이산화탄소와 노폐물을 거두어 들여서 우리의 생명을 유지하는 데 가장 중요한 역할을 합니다.

■ 심장은 우리가 잠든 밤에도 쉬지 않고 계속 일을 하며 하루에 10만 번 이상 펌프질을 하면서 7,000리터 이상의 피를 품어내어 생명을 유지시킵니다. 70 세까지 평생 약 25 억 회를 박동합니다.

심장의 모양은?

■ 심장은 보통 자기 주먹만한 크기에 복숭아처럼 생겼으며, 가슴 중앙선에서 왼쪽 젖꼭지 사이의 가슴 뼈 안에 있습니다.

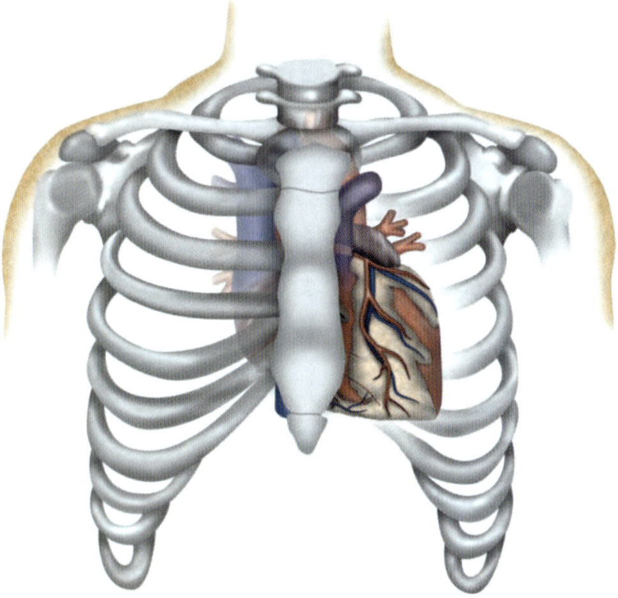

- 심장은 4개의 방과 판막, 관상동맥과 심장에 전기를 일으키는 조직 등으로 구성되어 있습니다. 4개의 방은 2개의 심방 (좌심방과 우심방)과 2개의 심실 (좌심실과 우심실)로 되어 있으며 심방은 정맥으로부터 되돌아온 피를 받아 저장하고 있다가 심실에 공급해주는 역할을 합니다. 심실은 피를 품어내어 전신 또는 폐로 순환시키는 역할을 합니다.
- 판막은 심실이 수축하여 피를 품어낼 때 피가 거꾸로 흐르지 않도록 일정하게 동맥 쪽으로만 흐르도록 하는 역할을 하는 문짝과 같은 것입니다. 좌심방과 좌심실 사이 (승모판막), 좌심실과 대동맥 사이 (대동맥판막), 우심방과 우심실 사이 (삼첨판막), 우심실과 폐동맥 사이 (폐동맥판막)에 각각 하나씩 있습니다.

심장의 위치와 심장의 외부 및 내부 구조

심장의 외부구조

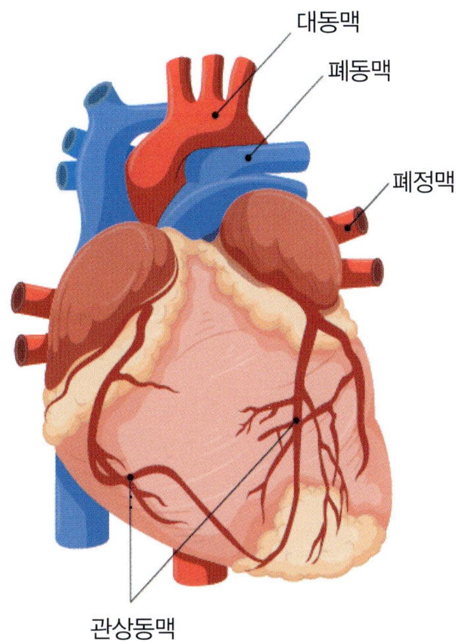

심장의 내부구조

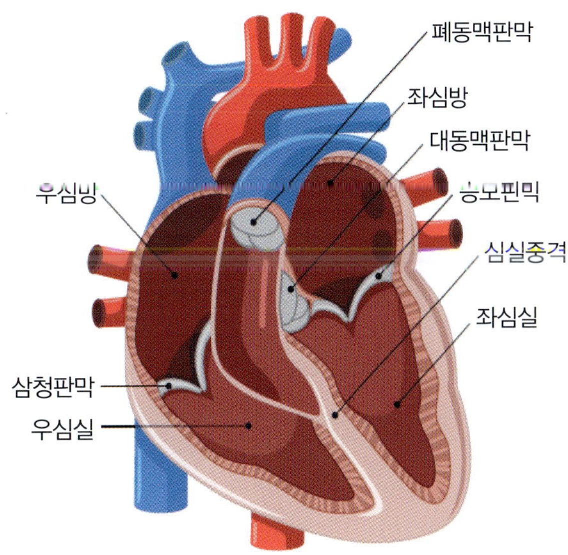

심장 자체에 피를 공급하는 혈관은?

■ 심장에 피를 공급하는 혈관은 사슴뿔처럼 생겼다고 해서 관상동맥(冠狀動脈) 이라 하고, 이 관상동맥은 쉬지 않고 일하는 심장에 산소와 영양소를 공급해주기 위해 대동맥에서 나와 심장에 피를 공급해주는 동맥입니다.

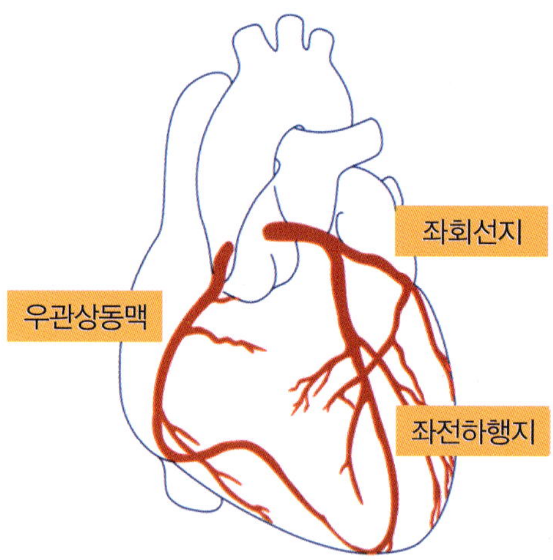

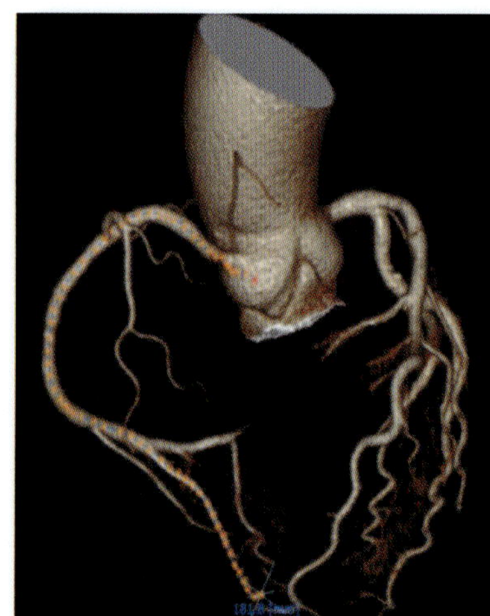

심장에는 전기를 스스로 만들어서 심장이 뛰게 만들어 주는 조직이 있습니다.

■ 심장자체에는 스스로 전기를 만들고 전기를 보내는 조직이 있지만 눈에는 보이지 않습니다. 심장에서 전기를 만들어서 심장이 수축하여 피를 품어낼 수 있도록 합니다. 가정에 있는 냉장고나 선풍기가 전기가 들어와야 돌아가듯이 피를 품어내

는 심장도 전기 자극이 가해져야 수축이 일어나고 이로써 피를 온 몸 안에 품어내게 되는 것입니다. 따라서 심장의 전기 자극 생성 조직은 발전소와 같다고 할 수 있고 전도 조직은 송전선 역할을 한다고 할 수 있습니다.

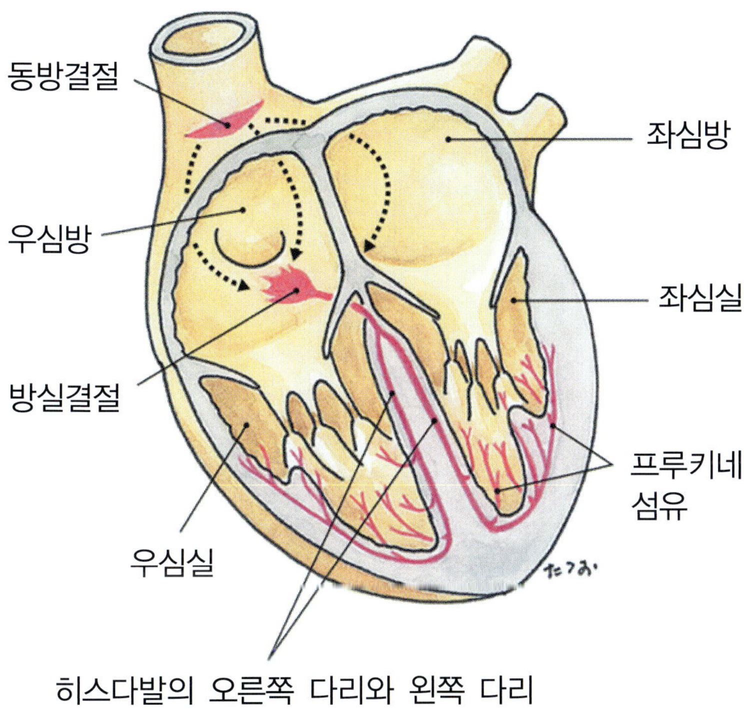

심장병이란?

■ 심장을 구성하고 있는 구조물들의 구조나 기능에 이상이 생긴 것을 말합니다. 이중 어머니 뱃속에서 심장이 생기는 과정에서 잘못이 생겨 발생한 경우를 선천성 심장병이라 하며 종류는 매우 다양합니다. 선천성 심장병의 극히 일부는 유전이 됩니다.

■ 심장병 중에 선천성 심장병은 드물고 대부분은 정상 심장으로 태어난 후 동맥경화증, 고혈압, 부적절한 식생활습관, 염증 등에 의해 후천적으로 발생합니다.

■ 심장병의 주요 종류는 다음과 같습니다.

(1) 돌연사
(2) 실신
(3) 부정맥
(4) 심근증
(5) 선천성 심장병
(6) 심장 판막 질환
(7) 심부전증
(8) 선천성 심장병
(9) 심낭 질환
(10) 고혈압
(11) 동맥경화증
(12) 관상동맥 질환 : 협심증, 심근경색증

제2장 심 장 병

가. 돌연사

돌연사(급사)란?

- 평상시 아무런 증상이 없던 사람이 심장병 증상이 발생한 지 1시간 이내에 갑자기 사망한 경우를 말합니다. 건강했던 사람이 갑자기 죽는 경우는 대부분 심장마비에 의한 돌연사입니다.
- 미국에서는 90초당 1명씩 돌연사가 발생하고 1,000명 당 2명 정도가 돌연사로 사망한다고 합니다. 우리나라에서는 확실한 통계가 없으나 전남대학교병원의 경험에 의하면 미국의 10분의 1정도로 추정됩니다. 발생률이 미국에 비해서는 낮으나 최근에 눈에 띄게 증가하고 있습니다.

돌연사의 원인은?

■ 주로 부정맥에 의해 발생하며, 심장 기능이 심하게 떨어져서 피를 제대로 품어내지 못하여 발생하는 경우도 있습니다. 연구에 의하면 돌연사의 90%는 부정맥에 의해 발생하고 10%는 심장의 펌프 기능의 이상에 의해서 발생하는데 이는 심한 심근경색증으로 인해 많은 심근이 파괴된 경우, 심장을 싸고 있는 주머니인 심낭에 물이나 피가 많이 고여서 심장이 압박되는 심낭압전, 몸 안에 가장 큰 혈관인 대동맥이 파열되는 경우, 다리나 배속에 혈액순환이 잘 되지 않아서 혈전이 생긴 후 폐로 가서 혈관을 막아버리는 폐동맥 혈전 색전증, 심장판막의 폐쇄 등에 의해 발생합니다.

■ 부정맥 중에서도 심실에서 발생하는 심실 빈맥 또는 심실 세동과 같은 악성 심실성 부정맥이 80% 이상을 차지하고 심한 서맥이나 심실이 뛰지 않는 무수축 등이 나머지 20%를 차지합니다.

돌연사는 어떠한 경우에 잘 발생하는가?

■ 아무런 심장병 없이 돌연사가 발생하는 경우는 열 명에 하나 정도이고 대부분은 심장병을 가지고 있습니다. 그 중에서 심장의 혈관인 관상동맥의 동맥경화증에 의한 관상동맥 질환이 전체의 75% 이상을 차지하여 가장 중요한 원인 질환이 되고 있습니다.

■ 이 외에도 심장의 근육인 심근의 이상인 심근증, 심장 판막증, 선천성 심장병, 심장의 전기적인 이상 등이 원인이 될 수 있습니다.

■ 따라서 돌연사는 동맥경화증의 위험이 많은 사람에게 발생할 가능성이 많습니다. 동맥경화증 위험이 많은 원인은 고혈압, 흡연, 고지혈증, 당뇨병, 남성, 비만, 스트레스, 운동부족, 과음 등에 의해서입니다.

돌연사도 예방이 가능합니까?

■ 돌연사의 위험 인자 중 고칠 수 있거나 조절할 수 있는 원인은 적극적으로 고쳐야 합니다. 즉, 담배를 끊고 몸이 뚱뚱해지지 않게 하는 것이 중요합니다. 또한 혈압이 높은 환자는 반드시 혈압 약을 복용하여 혈압을 정상으로 유지하고 당뇨병은 식이요법을 철저히 해야 하며 혈당이 조절되지 않으면 약이나 주사를 맞아야 합니다. 핏속에 기름기가 많은 고지혈증 환자의 경우에는 기름이 적은 음식을 먹고 약을 복용하면 피가 맑아질 수 있습니다.

이를 다시 정리하면, 다음과 같은 생활 습관을 길들이거나 조치해야 합니다.

1. 담배를 끊고,

2. 술을 절제하고,
3. 규칙적인 운동을 하며,
4. 적절한 체중 관리를 하고,
5. 정기 검진을 통하여 혈중 지방 농도, 심전도, 운동부하검사, 심초음파도 검사 등을 실시하여 관상동맥 질환을 조기에 예방 혹은 발견하고,
6. 약물 요법으로 조절되지 않는 심각한 부정맥은 체내에 인공심박조율기나 자동 심실제세동기라는 기계를 이식하여야 한다.

돌연사를 발생 전에 예측할 수 있습니까?

- 돌연사 환자의 상당수의 경우 발생 수일 또는 수주 전에 이상한 증상을 경험한다고 합니다. 따라서 난생 처음 다음과 같은 증상을 경험했을 경우에는 지체없이 심장전문의의 진단을 받아보아야 합니다.
  1. 수분 이상 지속하거나 왔다 갔다 하는 가슴 가운데 부분의 갑작스런 압박감, 충만감, 쥐어짜는 듯한 느낌이나 통증
  2. 가슴 중앙부로부터 어깨, 목, 팔 등으로 전파되는 가슴의 통증
  3. 머리가 빈 느낌, 실신, 발한, 호흡곤란 등을 동반한 가슴의 불쾌감
  4. 육체 활동이나 정신적 흥분 등 스트레스에 의해 생기고 휴식이나 안정에 의해 소실되는 가슴의 통증

5. 심장이 매우 빨리 뛰거나 불규칙하게 뛰는 경우

이상과 같은 증상이 발생하였을 경우에는 심전도, 운동부하검사, 활동중 심전도, 심초음파도, 심장 핵의학검사, 심전기생리검사, 관상동맥 조영술 등을 필요에 따라 검사 받아야 합니다.

돌연사의 치료법은?

- 건강했던 사람이 갑자기 쓰러진 경우에는 돌연사의 가능성이 높으므로 즉시 심장마사지와 인공호흡, 즉 인공 심폐소생술을 실시해야만 합니다.

심장이 멈추게 되면 뇌에 피가 가지 못해 설사 심장이 회복된다 하더라도 뇌기능이 마비된 뇌사 상태에 빠지게 됩니다.

심폐소생술과 응급치료로 환자가 소생된 후의 치료는 어떠한 심장병이 있는가에 따라 달라집니다.

예를 들어, 돌연사가 급성 심근경색증에 의해 발생한 경우에는 막힌 관상동맥을 뚫어주어 피를 잘 흐르게 해주면 돌연사의 재발을 어느 정도 예방할 수 있습니다.

부정맥이 재발할 가능성이 매우 높은 경우에는 재발을 막기 위해 부정맥을 치료하는 약을 쓰거나 부정맥을 자동으로 치료해 주는 인공심박조율기나 자동 심실제세동기를 몸 안에 심어서 예방할 수 있습니다.

증례: 47세 남자 환자

고등학교에 다니는 딸과 중학생인 아들을 둔 47세 남자 환자가 회사에서 갑자기 쓰러져서 한방병원에 들렀다가 심장이 나쁜 것으로 판명되어 대학 병원 응급실로 전원 되었습니다. 응급실에 내원하여 급성 심근경색증으로 인하여 발생한 부정맥과 쇼크로 진단받았으나 도착 전에 응급 심폐 소생술이 제대로 실시되지 않았고 도착 시간이 경과되어 의식을 회복하지 못하고 3개월간 중환자실에서 인공호흡기를 이용하여 치료하다가 폐렴이 발생하여 결국 사망하고 말았습니다. 그 동안 적금으로 조금씩 모아 두었던 적은 재산은 병원 치료비로 모두 써버리고 한창 자라는 자녀와 부인을 남겨두고 세상을 떠나버린 것입니다. 그 분은 회사에서 열심히 근무하여 인정을 받았으나, 매일 한 갑 반 정도 담배를 피웠고 거의 매일 밤 회사 접대업무로 술좌석을 하였답니다. 업무상 바쁘다는 핑계로 건강 진단 한 번 받지 않고서 지냈답니다. 회사 업무로 바쁜 가운데서도 한 번쯤 자신의 건강과 가족의 장래를 생각하였다면 자신과 가족의 행복을 지킬 수도 있었을 것입니다.

나. 실 신

실신이란?

갑작스럽게 의식을 잃고 쓰러졌으나, 스스로 곧 깨어나 정상으로 회복되는 경우입니다. 모든 연령에서 발생하며 특별한 병이 없이도 생기며, 응급실에 오는 환자의 약 3% 가량이 이에 해당합니다.

실신의 원인은?

사람의 의식을 담당하는 뇌로 가는 피의 흐름이 일시적으로 갑작스럽게 저하되어 발생하며, 크게 3가지 원인에 의해서 발생합니다.

- 몸 안의 신경계통을 자동적으로 조절해주는 자율신경계의 조절이 잘 안되는 경우가 첫 번째 원인입니다. 이는 미주신경성 실신으로도 불리며, 심장병이 없는 건강한 사람에서도 발생할 수 있습니다. 예를 들어, 지하도와 같이 환기가 안 되는 곳에 오래 서있거나 충격적인 장면을 목격하였을 때 발생하는 실신이 대부분 여기에 해당됩니다. 가뜩이나 긴장하여 교감신경계가 지나치게 흥분되었다가 뒤따라 일어나는 부교감신경계의 흥분으로 혈관이 모두 확장되거나 심장이 느리게 뛰게 되어 뇌로 가는 피가 부족하여 일어나는 것입니다. 대부분의 경우에 경과는 매우 좋습니다.

- 심장병이 두 번째 원인입니다. 특히, 가장 흔하고 중요한 원인이 부정맥입니다. 부정맥 이외에도 심장판막증, 심근증, 선천성 심장병 등이 실신을 유발할 수 있습니다. 심장병에 의해 실신이 유발된 경우에는 돌연사의 위험이 매우 높으므로 적극적으로 철저히 치료받아야 합니다.

- 뇌혈관에 병이 있을 때가 세 번째 원인입니다. 뇌혈관질환에 의해 실신이 발생하는 경우는 드뭅니다. 뇌혈관질환에 의해 의식이 소실되었을 때에는 저절로 회복되는 경우가 드물고 팔이나 다리에 마비를 동반하는 경우가 많습니다.

실신의 진단은 어떻게 합니까?

- 먼저 실신의 원인을 파악합니다. 단지 자율신경계의 이상에 의한 것인지, 심장병에 의한 것인지, 뇌혈관질환에 의한 것인지 구별하여야 합니다. 그 원인에 따라 치료방법과 경과가 매우 다르기 때문입니다.

- 이를 위해서는 기초적인 심혈관 검사와 특수 심전도 (심장의 전기 신호를 평균화하고 증폭시켜 찍은 신호 평균화 심전도, 활동중 심전도, 사건 기록기와 같은 특수한 심전도), 몸을 비스듬히 세우면서 검사하는 기립 경사 검사, 심장의 혈관을 촬영하는 관상동맥 조영술, 심장에서 발생하는 전기를 검사하는

심전기생리학적 검사 및 신경을 검사하는 신경학적 검사 등을 필요에 따라 시행하여야 합니다.

실신의 치료는?

- 원인에 따라 다릅니다.
- 심장병이나 뇌혈관질환이 없이 생긴 미주신경성 실신의 경우에는 원인이 되는 자세나 상황을 피하고 초기에 교감신경이 과도하게 흥분되는 것을 억제하기 위해 교감신경억제제를 투여합니다. 심장병에 의한 경우는 원인이 되는 심장질환에 대하여 치료를 하며 뇌혈관질환에 의한 경우는 뇌혈관질환에 대한 치료를 합니다.

다. 부정맥

부정맥이란?

정상적으로 심장은 우심방 꼭대기에 있는 동결절이라고 하는 지휘 조직에서 만들어진 전기 자극에 의해 분당 60~100회의 빠르기로 규칙적으로 뜁니다. 부정맥이란 심장이 규칙적으로 뛰지 않는 것을 말하며 종류가 매우 많습니다. 부정맥이 생기면 곧 바로 심장 박동이나 맥박이 불규칙해지거나, 분당 60회 미만으로 느려지거나 (서맥증), 분당 100회 이상으로 빨라지는 이상이 발생 합니다 (빈맥증).

부정맥의 종류는?

부정맥에 여러 가지 종류가 있는데 이들 가운데 중요한 것만 간단히 소개해 드립니다.

(1) 서맥성 부정맥

서맥성 부정맥이란 심장 박동 또는 맥박이 정상 이하로 느려지는 부정맥을 말합니다. 서맥성 부정맥은 동기능부전이나 방실전도차단에 의해서 생깁니다. 현기증이나 실신이 주요 증상이나 가슴 두근거림, 호흡곤란, 무력감 등을 호소하는 경우도 있습니다.

① 동기능부전

심장이 정상적으로 뛰도록 지휘하는 동결절이라고 하는 지휘조직이 제 기능을 하지 못해서 맥박이 느려지거나 한 번씩 쉬어버리는 것을 말합니다.

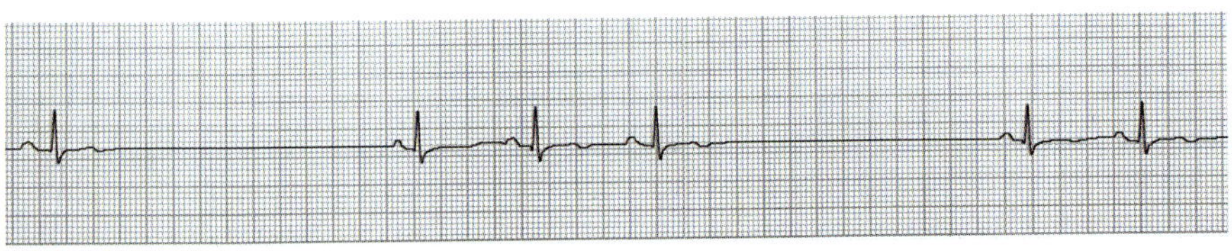

② 방실전도차단

동결절에서 만들어진 전기 자극이 심실로 제대로 전도되지 않아 맥박이 느려지거나 빠지는 것을 말합니다.

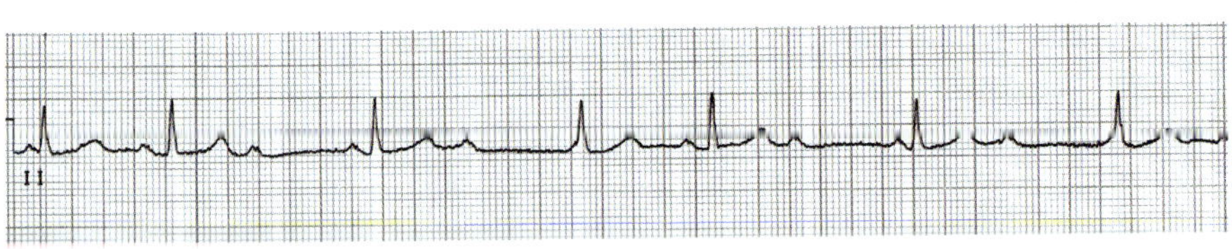

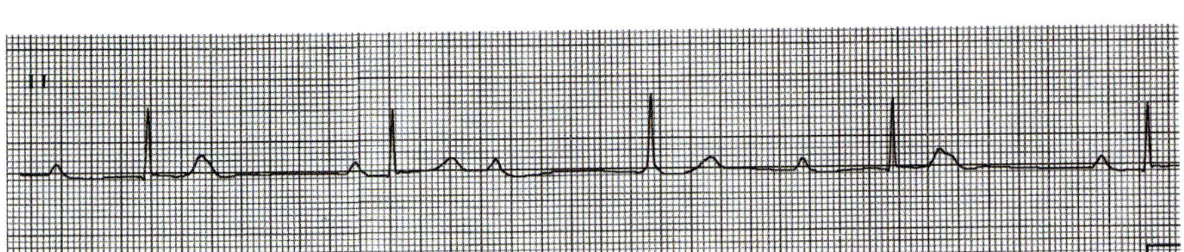

(2) 빈맥성 부정맥

빈맥성 부정맥이란 부정맥 가운데 심장 박동이나 맥박이 빨라지는 것을 말합니다. 가슴 두근거림이나 호흡곤란이 주요 증상이나 현기증, 실신, 심장마비 등을 일으킬 수도 있습니다. 빈맥성 부정맥은 발생하는 장소에 따라 심방성 빈맥, 방실접합부 의존성 빈맥, 심실성 빈맥 등으로 나누어집니다. 일반적으로 심방성 빈맥이나 방실접합부 의존성 빈맥보다 심실성 빈맥이 더 중한 부정맥이라고 알려져 있습니다.

① 심방성 빈맥

심방성 빈맥에는 심방빈맥, 심방조동, 심방세동 등이 있습니다. 이들 가운데 가장 흔한 것이 심방세동입니다.

심방세동 가운데 20% 정도는 원인 없이 발생하지만 대부분은 (80%) 고혈압, 관상동맥질환, 심장판막증, 심근증과 같은 심장병이나 만성 기관지염이나 갑상선 기능 항진증의 합병증으로 생깁니다. 심방세동이 생기면 심장 박동이 빠르고 불규칙해 지므로 가슴이 두근거리고 아프게 되며, 심장 기능이 떨어져서 숨이 차고 어지럽고 심하면 실신할 수도 있다. 이뿐만 아니라 심방세동이 48시간 이상 지속되면 심장 안에 혈전이 생기고 이것이 떨어져 나가면 뇌졸중 등의 합병증이 생기게 됩니다.

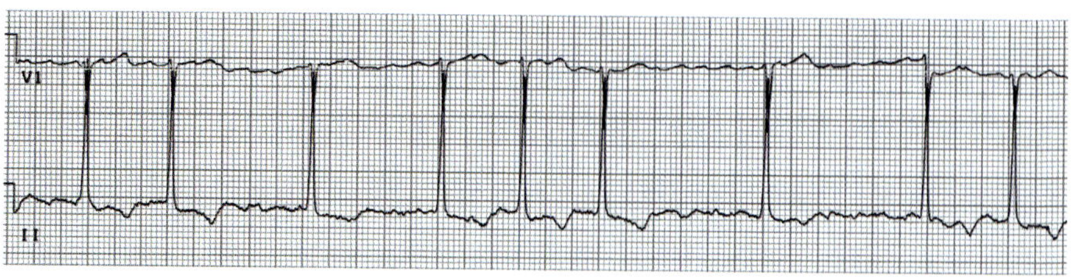

② 방실접합부 의존성 빈맥

방실접합부 의존성 빈맥이란 빈맥이 심방과 심실을 연결해주는 방실접합부라고 하는 전도 조직을 이용해서 생기는 빈맥을 말합니다. 방실접합부 의존성 빈맥은 심장 박동 또는 맥박이 느닷없이 평상시 보다 2배 이상 빨라져서 어느 정도 지속하다가 한 순간에 정상으로 되돌아오는 것이 특징입니다. 이 같은 특징 때문에 흔히 발작성 심실상성 빈맥증이라고 불리고 있습니다. 발작성 심실상성 빈맥증은 심방과 심실 사이에 정상 전도로 외에 샛길 (우회로)이 있어 생깁니다. 전기 자극이 샛길로 새어 나가 정상 전도로와 샛길 사이에 폐쇄회로가 형성되면 전기 자극이 이 폐쇄회로 안에서 계속해서 돌면서 심장을 자극하기 때문에 심장이 빠르게 뛰게 됩니다. 샛길은 저절로 없어지지 않기 때문에 이 샛길 때문에 생기는 발작성 심실상성 빈맥증은 평생 가는 부정맥입니다.

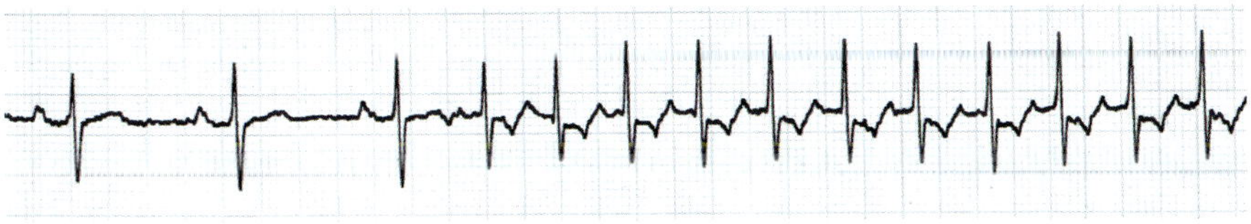

③ 심실성 빈맥

심실성 빈맥은 빈맥이 심실 조직에서 생기는 것을 말합니다. 심실성 빈맥은 심장마비를 일으켜 목숨을 앗아갈 수도 있는 악성 부정맥입니다. 실제로 돌연심장사의 80~90%가 심실성 빈맥에 의해서 일어나고 있습니다. 심실성 빈맥의 거의 대부분은 관상동맥질환, 심근증, 심장 판막증, 심근염, 전해질 이상, 저산소증, 약물 중독 등에 의해서 생기는데 이들 가운데에서도 관상동맥질환이 전체의 70~80%를 차지합니다.

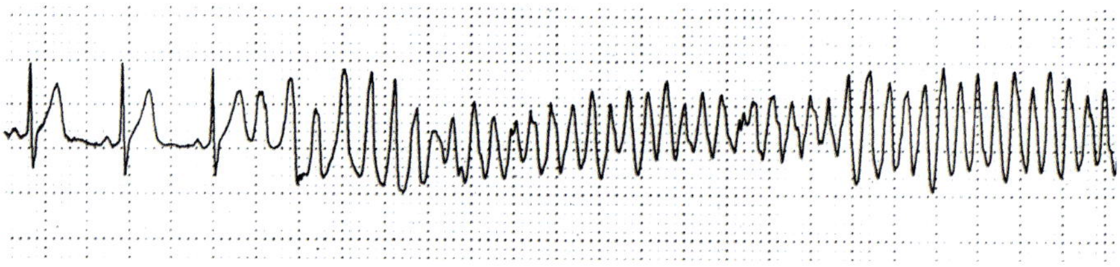

(3) 조기 박동

조기 박동은 심장 박동이 정상적으로 나와야 할 때 보다 더 빨리(조기에) 나오는 것을 말합니다. 조기 박동은 심방, 방실접합부 또는 심실에서 생길 수 있고 나오는 장소에 따라 심방 조기박동, 심실 조기박동, 방실접합부 조기박동 등으로 불립니다. 정상인에서도 흔히 나올 수 있고 증상이 없으면 치료하지 않아도 되는 부정맥입니다.

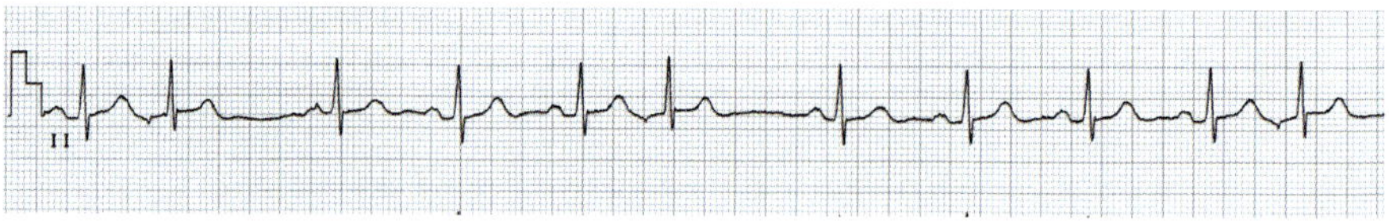

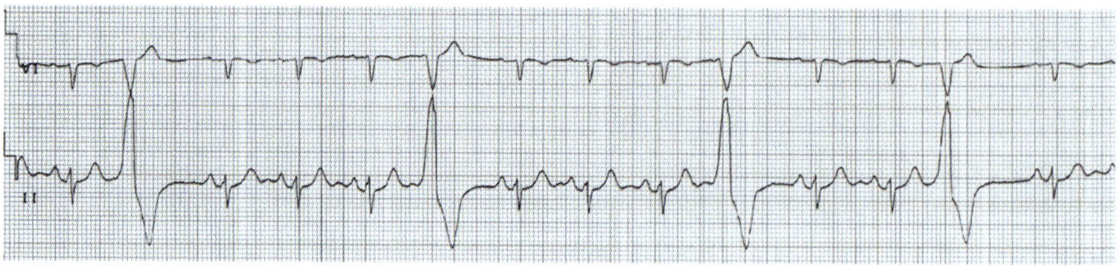

부정맥이 일으키는 증상은?

부정맥의 종류가 여러 가지로 다양하듯이 부정맥의 증상도 아무런 증상이 없는 것으로부터 실신이나 돌연사에 이르기까지 다양합니다.

부정맥의 증상 가운데 가장 흔한 것은 가슴 두근거림 (심계항진)입니다. 두근거림에는 가슴이 방망이질하듯 계속적으로 빠르게 뛰는 경우와 간헐적으로 심장 박동이 하나씩 건너뛰거나 강하게 느껴지는 경우가 있습니다. 또 다른 증상으로는 호흡곤란, 흉통, 현기증, 실신, 돌연사 등이 있습니다. 그러나 이런 증상이 꼭 부정맥에 의해서만 유발되는 것은 아니므로 이런 증상이 있을 때 부정맥이 있다고 생각해서는 안됩니다. 그리고 부정맥이 돌연사를 일으키기는 하지만 모든 부정맥이 다 돌연사를 일으키는 것은 아니므로 부정맥이 있다고 해서 어떤 종류인지 따져보지도 않고 무조건 심각하게 생각할 필요는 없습니다.

부정맥은 왜 생기는가?

심장에는 수많은 심근 세포들이 있는데 이들이 조직적으로 일사분란하게 일을 하여야 제 기능을 할 수 있습니다. 따라서 심장에는 심근 세포들을 지휘하는 지휘 조직이 있고 여기에서 만들어진 전기자극은 하나의 길 (전도로)을 통해 심실로 내려가 심근 세포에 전달되도록 되어 있습니다. 부정맥은 심근 세포를 지휘하는 지휘 조직이 전기 자극을 잘 만들어 내지 못하거나 지휘 조직이 아닌 심근 조직이 전기 자극을 만들어 내거나 (자극 생성의 이상), 전기전도로가 차단되거나 비정상 전기전도로가 있어 전기 자극이 잘못 전달되어서 (자극 전도의 이상) 생깁니다. 자극 생성의 이상이나 전도의 이상은 심근경색증, 심장판막증, 심근증, 고혈압과 같은 심장병의 합병증으로 발생하는 경우가 많지만 선천적인 경우도 있습니다.

부정맥은 왜 중요한가?

맥박의 이상 즉, 부정맥이 생기면 심장 박동에 이상이 생기고, 심장 박동의 이상은 곧 심장 기능의 이상으로 연결됩니다. 부정맥이 생기면 심장 기능에 이상이 생기고 심한 경우에는 순식간에 혈압을 떨어뜨려 쇼크로 졸도하게 하거나 심장마비로 급사하기 때문에 중요합니다. 실제로 심장마비는 거의 모두 악성 심실 빈맥성 부정맥에 의해서 일어납니다.

- 정상적으로는 심장에서 동방 결절이라는 발전소에서 전기를 만들어 분당 60~100회 정도로 심장을 뛰게 만드는 데, 늦게 뛰거나, 빨리 뛰거나 불규칙하게 뛰는 경우를 모두 부정맥이라 합니다.
- 맥박이 분당 60회 이하로 느려지는 경우 서맥(徐脈)이라 하고 100회 이상으로 빨라지는 경우 빈맥(頻脈)이라 하며, 맥박수가 정상이라도 박동이 불규칙해지는 경우 등을 모두 부정맥

(不整脈)이라고 합니다.

■ 최근에 증가하고 있는 돌연사의 90 % 이상이 부정맥에 의해 발생합니다. 돌연사를 일으키는 부정맥의 대부분은 동맥경화증에 의한 관상동맥 질환에 의해서 초래됩니다.

부정맥은 어떻게 생기는가?

■ 심장은 전기자극에 의해서 뜁니다.

■ 심장에는 심장을 뛰게 만드는 전기자극을 만들어 내는 결절이 우심방 위쪽에 있어서 발전소 역할을 하고 여기서 만들어진 전기가 전체 심장에 전달되어 심장이 수축합니다.

■ 부정맥은 우심방 결절에서 전기자극이 잘 안 만들어지는 경우, 전달이 잘 안되는 경우, 또는 전기자극이 발전소가 아닌 다른 곳에서 만들어져서 심장이 정상적으로 뛰지 않는 경우를 말합니다.

부정맥의 원인은?

■ 심장마비를 일으킬 수 있는 악성 부정맥은 대부분 협심증이나 심근경색증과 같은 관상동맥의 동맥경화증이 그 원인이 되고 심장판막증, 심근증, 고혈압 등의 심장 질환에 합병되어 이차적으로 나타납니다.

■ 다른 심장질환이 없이 생기거나 선천적으로 오는 경우도 있지만, 다른 심장질환에 이차적으로 오는 경우가 더욱 많습니다. 모든 심장병은 부정맥의 원인이 됩니다.

부정맥의 증상은?

■ 부정맥이란 심장이 정상적으로 뛰지 않는 것이므로 이는 곧바로 심장수축 이상으로 직결되어 심장기능의 장애를 초래하게 됩니다.

■ 예를 들어, 서맥으로 심장박동이 분당 35회로 느려졌다고 하면 심장이 수축하는 횟수가 정상의 절반으로 감소되어 심장에서 품어내는 혈액 량이 절반으로 줄어들어, 몸안에 산소와 영양소의 부족 현상이 초래됩니다. 맥박이 정상 이상으로 빨라지면 심장에 피가 채워질 시간이 부족하게 되어 역시 심장에서 품어낼 수 있는 피의 양이 감소하게 됩니다.

■ 이처럼 부정맥이 발생하게 되면 심장에서 품어내는 피가 감소하게 되고 숨이 가쁘고 (호흡곤란), 어지러움 (현기증), 정신이 몽롱해지고 의식이 가물가물해 지는 현상 (실신) 등이 발생할 수 있으며, 심한 경우에는 심장마비로 인해 급사할 수도 있습니다.

■ 부정맥이 심하지 않을 때에는 심장에서 나가는 피가 감소되어 심한 증상은 생기지 않지만 비정상적인 심장박동으로 인해서 가슴이 두근거리는 것을 느끼는 심계항진(心悸亢進)이 발생할

수 있습니다.

- 따라서 부정맥으로 인해 생길 수 있는 증상은 가슴이 두근거리는 심계항진으로부터 시작하여 호흡곤란, 무력감, 흉통, 현기증, 실신, 급사에 이르기까지 다양한데 이같이 증상이 다양한 이유는 부정맥의 종류와 심한 정도가 다양하기 때문입니다.

부정맥을 의심해야 할 경우는?

- 가슴이 이유 없이 두근거리거나 (심계항진), 호흡곤란, 흉통, 현기증, 실신 또는 심장 마비 등이 발생하였을 경우 부정맥이 원인이 될 가능성이 많으므로, 심장병 전문의의 진단을 받는 것이 좋습니다.

부정맥 자가 진단법 (자가 진맥법)은?

부정맥 진단법 가운데 마지막으로 부정맥을 스스로 진단해 볼 수 있는 방법을 소개해 드리겠습니다. 이는 가슴이 두근거리거나 숨이 차는 등의 증상이 나타날 때 자신의 맥박을 스스로 만져보는 것입니다. 소위 말하는 "진맥"이라는 것을 스스로 해보는 것입니다. 진맥은 의사가 아니어도 조금만 연습을 하면 얼마든지 할 수 있습니다.

진맥은 맥박이 크게 잘 만져지는 목 (경동맥)이나 서혜부 (대퇴동맥)나 손목 (요골동맥)에서 합니다. 심장 박동에 따라 팽창하는

히 주무시기를 원하면 재워줄 수도 있습니다. 소요 시간은 부정맥의 종류에 따라 다르고 보통 1~2시간 정도 됩니다.

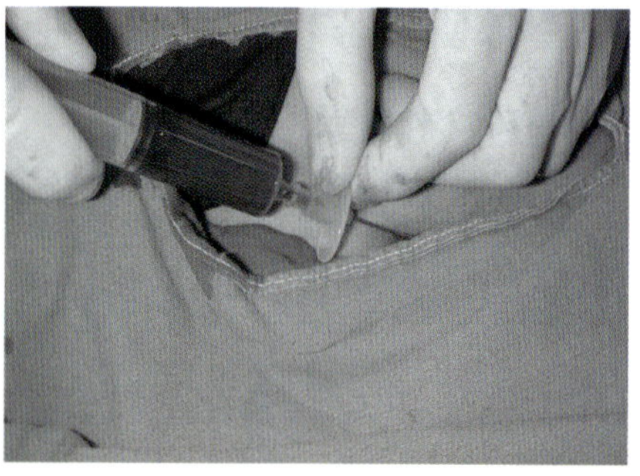
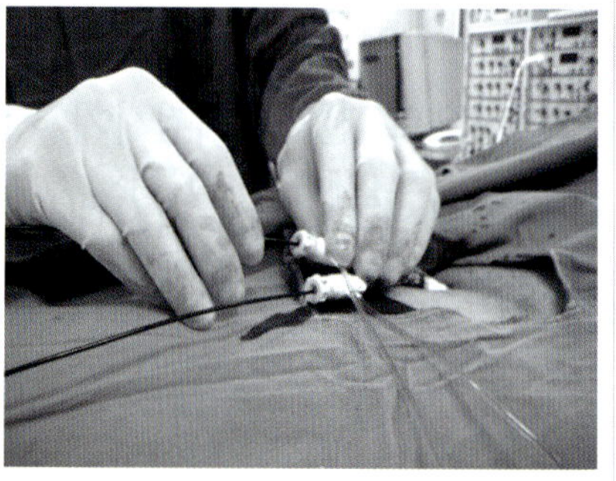

사진 2. 심전기생리검사를 위해 전극선 (전극도자)를 삽입하는 모습.

소독을 하고 전신을 소독포로 덮은 다음 국소 마취를 하고 주사 바늘로 말초 혈관을 찾아 (왼쪽) 플라스틱 관을 혈관 안에 위치시키고 이 플라스틱관을 통해 전극선을 심장에까지 넣는다 (오른쪽).

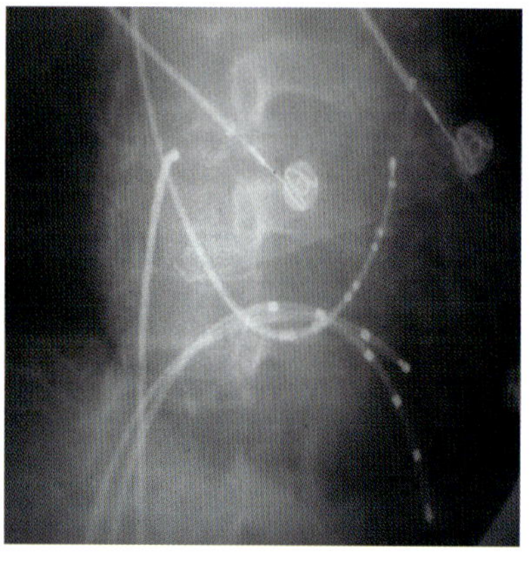
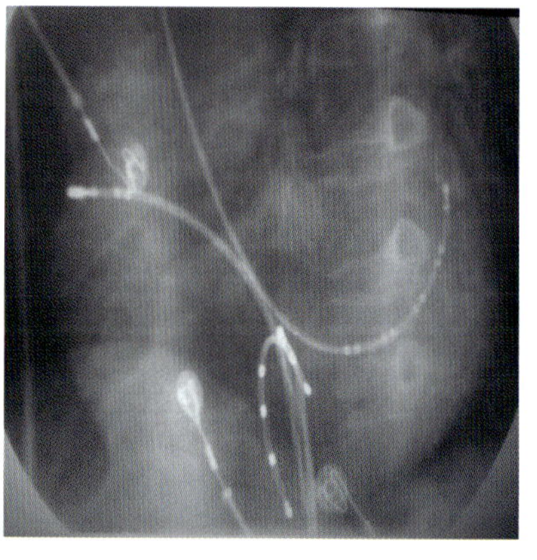

사진 3. 심장 안에 전극선 (전극도자)이 위치되어 있는 모습.

말초 혈관을 통해서 심장 안에 4개의 전극선이 우심방, 방실접합부, 우심실, 관상정맥동에 위치되어 있다. 이 전극선을 통해 심장에서 일어나는 전기적인 현상을 기록하고 자극하여 부정맥의 원인을 규명하고 치료 계획을 세운다.

(4) 심전기생리검사 후에는 무엇을 주의해야 합니까?

혈관을 뚫은 쪽의 허벅지 관절 (고관절)은 검사 후 3시간 (정맥인 경우) 또는 6시간 (동맥인 경우) 정도는 구부리지 않아야 합니다. 그리고 가슴이 아프거나 숨이 차거나 지혈한 부위에서 출혈이 있거나 통증이 있으면 지체하지 말고 즉시 담당 의사나 간호사에게 말씀해 주셔야 합니다.

부정맥의 치료법은?

- 부정맥은 다양해서 그 치료법도 다양합니다. 부정맥이 있더라도 증상이 없을 경우에는 대부분 치료가 필요하지 않지만 심각한 부정맥의 경우에는 증상이 없거나 매우 경미하더라도 실신이나 돌연사를 예방하기 위해 예방적으로 치료를 하여야 할 경우가 많습니다. 따라서, 부정맥 치료의 필요 여부는 대학병원의 심장내과 전문의의 판단에 맡기는 것이 좋습니다.
- 심장이 느리게 뛰는 서맥의 치료는 심장이 뛰는 상태를 감시하고 있다가 제대로 뛰지 않을 경우에는 심장에 전기자극을 가하여 심장을 정상적으로 뛰게 해주는 인공 심박조율기를 몸속에 이식해주는 방법이 있습니다.

부정맥에 대한 약물 요법은?

(1) 항부정맥 약물 요법

항부정맥 약물 요법이란 항부정맥 약을 투여하여 심장 박동을 비정상적으로 만들어 내는 비정상 심장 조직을 억제하여 부정맥을 정상으로 전환시키거나 부정맥이 재발하지 않도록 하는 것을 말합니다.

항부정맥 약에는 여러 가지 종류가 있는데 부정맥의 종류와 환자의 상태에 따라 사용하는 경우가 다 다릅니다. 항부정맥 약은 거의 모든 종류가 심장 기능을 억제하고 목숨을 앗아갈 수도 있는 치명적인 악성 부정맥을 유발할 수도 있으므로 부정맥 치료에 경험이 많은 부정맥 전문의로부터 처방을 받으셔야 합니다.

(2) 항응고요법

항응고요법이란 피가 서로 잘 엉기지 않게 하는 항응고제를 투여하는 것입니다. 심방세동이나 심방조동과 같은 부정맥이 있을 때에는 심방에 피가 고이게 되어 혈전이 생길 위험이 높습니다. 심장 안에 생긴 혈전은 언제든지 예고 없이 떨어져 나와 뇌, 심장, 신장, 소장, 대장, 하지 등으로 가는 동맥을 막아 뇌경색 (뇌졸중), 심근경색, 신장 경색, 장간막동맥 경색증, 하지 괴사 등을 일으킬 수 있습니다. 따라서 심방세동이나 심방조동이 있을 때에는 특별한 경우가 아니면 혈전이 생기지 않도록 하는 항응고요법을 시행하여야 합니다.

항응고요법은 혈액이 응고되는 것을 억제하기 때문에 지혈이 잘 안되거나 멍이 잘 들 수 있고 경우에 따라서는 혈변이 나오거나 뇌출혈이 생길 수도 있습니다. 이러한 부작용은 혈액 응고 기능을 일정한 정도로 억제할 경우에는 거의 생기지 않기 때문에 수시로 (보통 1-4주 간격) 혈액 응고 기능 (PT: prothrombin time, 프로쓰롬빈 시간)을 검사하여 투여 용량을 조절합니다. 혈액 응고 기능은 항응고제를 일정한 용량으로 복용하고 있을 경우에도 음식물, 약물, 간 기능 상태 등에 의해서 달라질 수 있으므로 방문할 때마다 PT 검사를 통해 확인해야 합니다.

항응고제를 복용하고 있는 환자는 아래 사항을 꼭 지켜야 합니다.

① 약 용량을 임의로 조절하거나 복용을 중단해서는 안됩니다.
내원시마다 PT 검사를 하여 적절한 용량을 정하고 있습니다. 임으로 용량을 조절한다든지 하루 거르고 이틀 분을 한꺼번에 복용한다든지 출혈이외의 경미한 부작용 때문에 의사와 상의 없이 투약을 중단하지 않아야 합니다.

② 다른 곳에서 치료받을 때에는 반드시 항응고제를 복용하고 있다는 것을 말씀하십시오. 아스피린, 항생제, 항진균제, 아이나, 갑상선 호르몬, 스테로이드, 타목시펜, 비타민 E, 소화성 궤양치료제 (H_2 길항제, 오메프라졸), 아미오다론, 인데랄, 프로파페논, 스타틴계 지질 강하제 등을 병용하면 혈액 응고가 과도하게 억제되어 출혈 위험이 높아지고, 아루사루민, 리팜핀, 바비츄레이트, 카바마제핀, 이뇨제 등을 병용하면 응고 억제 작용이 약화되어 혈전의 위험이 높아지기 때문에 용량 조절이 필요하기 때문입니다.

③ 상처가 생기는 외과적 치료나 치과 치료를 받을 때에도 반드시 항응고제 복용 사실을 알려야 합니다. 지혈이 잘 안되어 문제가 생길 수 있습니다.

④ 임신을 원하거나 임신이 되었을 때에도 반드시 담당의사에 알려야 합니다. 임신 초기에는 태아 기형을 유발할 수 있습니다. 젖먹이는 것은 문제가 안됩니다.

⑤ 혈변, 흑변 (자장면 같은 검은 색 변), 혈뇨, 심한 두통, 의식 변화, 멈추지 않는 출혈이 있으면 곧 바로 병원에 오셔야 합니다.

인공 심박조율기에 관하여

(1) 인공 심박조율기란?

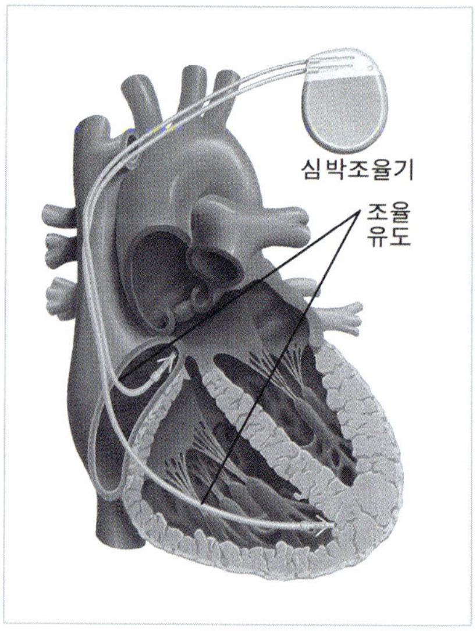

인공 심박조율기란 심장에서 전기 자극을 잘못 만들어 내거나 잘 전달되지 않아서 맥박이 느려지거나 빠지는 서맥증 환자에서 심장이 정상적으로 뛰도록 해주는 기계장치입니다. 인공 심박조율기에는 기계 장치를 신체 외부에 임시적으로 장착하여 맥박이 정상적으로 뛰도록 해주는 임시형 인공 심

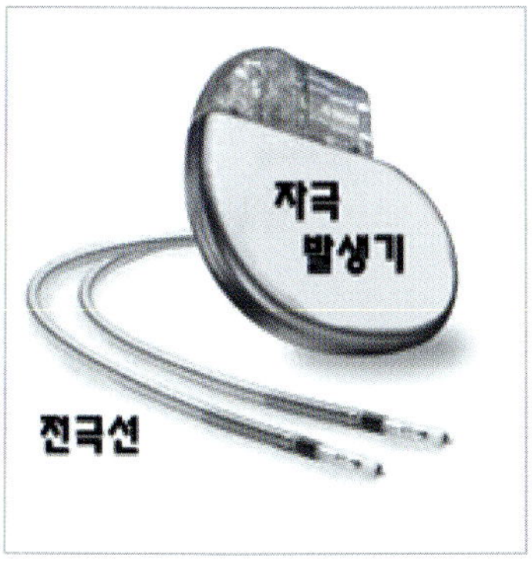

박조율기와 영구적으로 살 속에 묻어두는 영구형 인공 심박조율기가 있습니다. 전남대학교병원 순환기내과에서는 영구형 인공심박조율기 이식을 1983년 처음으로 시행하여 현재까지 1,500여 명의 환자에서 환자의 여러 가지 상태를 고려하여 각 환자에 가장 잘 맞는 심박조율기를 선택하여 이식하였습니다.

임시형 인공 심박조율기는 서맥이 생겼으나 회복될 가능성이 많은 경우나 영구형 인공 심박조율기를 이식하기 전까지 환자 상태를 안정시키기 위해 시술합니다. 수술은 국소 마취 하에서 시행합니다. 임시형의 경우에는 사타구니 정맥이나 쇄골하 정맥을 이용하고 소요 시간은 10~20분 정도 됩니다. 영구형 심박조율기는 쇄골 (빗장뼈) 아래 어깨 근처의 가슴 벽에 이식하고 소요 시간은 1~2시간 정도 됩니다.

(2) 영구형 인공 심박조율기 이식 수술 과정 (사진 4)

① 국소마취 후 왼쪽이나 오른쪽 쇄골 밑에 피부를 3~4cm 정도 절개합니다.

② 피부 절개 후 피부 밑에 인공 심박조율기를 넣을 주머니를 만듭니다.

③ 방사선 투시기를 이용하여 쇄골하 정맥에 플라스틱 관을 넣습니다.

④ 플라스틱 관을 통해 조율용 전극선 (조율 유도)를 심장 안으로 넣습니다.

⑤ 조율 유도가 적당한 위치에 잘 고정되었는지 확인합니다.

⑥ 조율 유도를 인공 심박조율기 본체 (자극 발생기)에 연결합니다.

⑦ 인공 심박조율기 본체를 절개된 피부를 통해 피부 밑 주머니에 넣습니다.

⑧ 절개된 피부를 꿰맵니다.

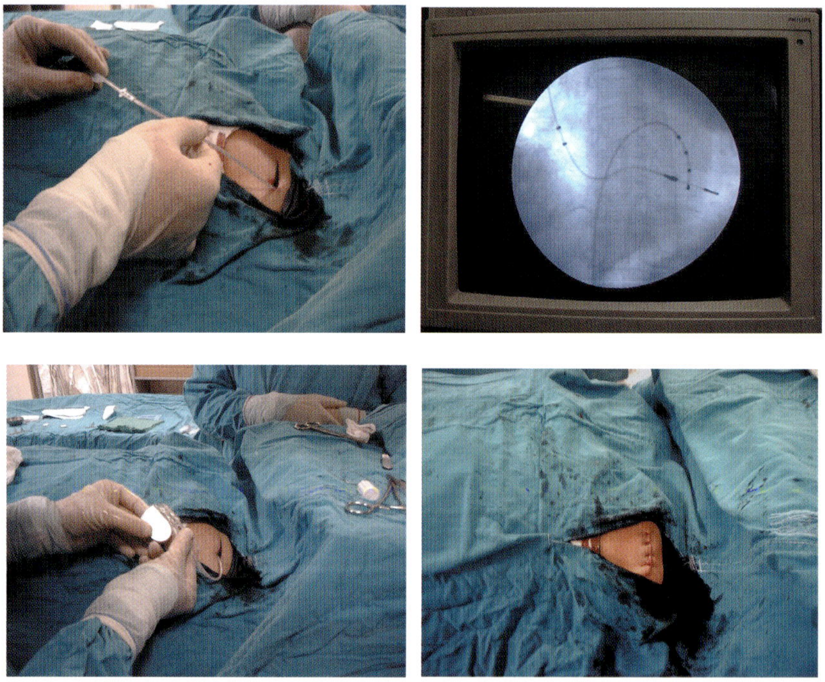

사진 4. 영구형 인공심박조율기 이식 과정.

왼쪽 위: 피부를 절개한 후 전극선 (조율유도)을 정맥을 통해 심장에 넣는 장면, 오른쪽 위: 조율유도가 심장에 위치된 방사선 투시 화면, 왼쪽 아래: 조율유도를 심박조율기 본체에 연결하고 있는 모습, 오른쪽 아래: 심박조율기 본체를 피부 밑에 이식하고 절개된 피부를 봉합한 모습.

(3) 인공 심박조율기 이식 후 주의 사항은?

인공 심박조율기 이식 수술 후 보통 7일간 입원하게 됩니다. 절개 부위를 꿰맸던 실은 7일 만에 뺍니다.

① 목욕: 실 빼고 난 7일 후에 하셔야 합니다.

② 팔 운동: 심박조율기가 이식된 쪽의 팔 운동은 3개월까지는 어깨 높이 이상 올라가지 않도록 하셔야 합니다.

③ 일상 활동 및 운동: 3개월 이후부터 평상시 하던 모든 활동이나 운동을 하실 수는 있으나 시술한 쪽 팔로 무거운 물건을 들거나 세게 잡아 당기는 것 등은 조율 유도를 상하게 할 수 있으므로 피해야 합니다. 심박조율기기 이식된 쪽으로 배낭을 매는 것도 삼가야 합니다.

④ 성생활: 퇴원 직후부터 하셔도 무방합니다.

⑤ 투약 및 검진: 담당 의사가 처방한 약은 모두 처방대로 드셔야 하며 정기적인 검진은 지속되어야 합니다.

⑥ 치과 치료: 충치 치료, 방사선 촬영, 치석 제거술 (스케일링) 등은 문제가 없습니다.

⑦ 전자기기 및 가전제품: 집에서 쓰는 모든 가전제품과 전자기기는 사용하셔도 되지만 자석 요나 고주파 또는 초음파 온열치료기 등은 사용하지 않으셔야 합니다. 휴대폰은 사용하실 수 있으나 심박조율기와 최소한 15cm 이상의 거리를 유지하는 것이 좋습니다.

⑧ MRI, 컴퓨터 단층 촬영: MRI 검사는 할 수 없으나 컴퓨터 단층

촬영은 가능합니다.

⑨ 운전은 하셔도 됩니다.

(4) 심박조율기 점검과 재조정

인공 심박조율기를 이식한 후에는 심박조율기가 환자의 상태에 가장 알맞게 작동하여 심장 기능을 최상의 상태로 유지하고 심박조율기의 수명도 극대화하기 위해 주기적으로 심박조율기를 점검하고 필요에 따라 심박조율기의 기능을 재조정 해주어야 합니다.

심박조율기의 점검과 조정은 심전도와 심박조율기 조정기 (프로그래머)라고 하는 일종의 리모콘으로 하기 때문에 전혀 고통스럽지 않습니다. 심박조율기 점검 시에는 심장 조율에 필요한 최소 에너지 즉, 조율 역치를 구하고 이것에 근거하여 조율 자극의 세기를 조정합니다. 조율 자극의 세기가 커지면 전기가 많이 소모되어 배터리 수명이 줄고 조율 자극의 세기를 작게 하면 조율이 안 될 위험이 커지므로 조율 자극의 크기는 조율 역치의 2배의 크기로 하도록 되어있습니다. 따라서 심박조율기 점검 시에는 조율 역치의 정확한 측정이 필수적입니다. 이처럼 심박조율기의 점검과 재조정은 심장 기능을 최상으로 유지하고 심박조율기의 수명을 최대로 연장하기 위해서 꼭 필요하므로 주기적으로 받으셔야 합니다. 그리고 아무런 문제가 없다하더라도 적어도 1년에 한 번은 점검을 받으시는 것이 좋습니다. 자기의 생일을 점검하는 날로 하면 쉽게 잊어버리지 않아서 좋습니다.

(5) 심박조율기 교체

심박조율기 내부에는 심박조율기를 작동시키는 전지가 들어 있는데 이 전지가 소모되면 심박조율기를 교체해야 합니다. 심박조율기의 교체 시기는 조율 자극의 세기와 심박조율기가 얼마나 많이 심장을 조율해주어야 하는지에 의해서 달라집니다. 교체 시술은 이식 수술과 비슷하나 전지만 교체하기 때문에 이식 수술보다는 좀 더 간단하고 30~60분 정도 소요됩니다.

자동 심실제세동기에 대하여

(1) 자동 심실제세동기란?

돌연사 또는 급사는 대부분 심실빈맥이나 심실세동과 같은 악성 심실빈맥성 부정맥에 의한 심장마비에 의해서 발생합니다. 자동 심실제세동기는 심장의 박동을 계속 감시하고 있다가 이 같은 악성 부정맥이 발생하면 이를 감지하여 심장에 전기자극이나 충격을 가하여 부정맥을 즉각 중지시켜 심장마비를 풀어주는 장치입니다 (사진 5). 심박조율기와 거의 같은데 심장에 충격을 가할 수 있는 기능이 있는 점이 다릅니다. 2001년에 미국 부통령 딕 체니도 자동 심실제세동기를 이식 받고 정상적인 생활을 하고 있습니다. 전남대학교병원 순환기내과에서는 자동 심실제세동기 이식을 1998년도부터 시행하였습니다.

■ 증상이 나타나기 시작하면 병의 정도에 따라 육체 활동을 줄이고 싱겁게 식사하는 것이 좋습니다.

■ 사과, 밀감이나 귤, 토마토 등의 과일과 감자 등을 먹으면 이뇨제 사용할 때에 부족하기 쉬운 전해질을 보충할 수 있습니다.

■ 약물 요법에는 크게 이뇨제, 강심제, 혈전예방제 등이 있습니다.

■ 이뇨제를 복용하는 사람은 힘이 빠지거나 갈증을 느낄 수 있으니 담당 의사에게 말해 다른 이뇨제를 추가로 사용하거나 약의 용량을 줄여서 사용하면 되겠습니다.

■ 강심제 등의 약물을 복용하면 입맛이 떨어지거나 구토 증세를 느낄 수 있습니다. 이는 강심제의 용량이 과다한 경우에 많이 나타나므로 혈액검사를 통해 혈중 약물 농도를 측정하여 강심제의 용량이 적당한 지를 검사하는 것이 좋습니다.

■ 혈전예방제를 복용하면 피멍이 쉽게 들거나 코피를 흘리거나 혈변 (검은 변)을 보는 경우가 있습니다. 혈액 검사를 하면 혈전예방제 투여량을 측정할 수 있어 약 용량을 조절할 수 있습니다.

■ 치과 치료를 비롯한 수술을 받을 때는 담당 의사와 상의하여 반드시 항생제를 미리 복용하고 혈전 예방제를 미리 끊는 것이 좋습니다. 잇몸을 통하여 들어가 균이 판막에 염증을 유발하면 위험할 수 있고 계속 피가 멈추지 않기 때문입니다.

어떠한 경우에 심장판막 풍선 확장술을 합니까?

심장 판막 협착증이 있는 경우에 혈관을 통하여 판막까지 풍선을 넣어서 가슴을 열지 않고 심장 판막을 넓힙니다. 풍선으로 넓히는 판막은 주로 승모판막, 폐동맥판막입니다. 심장 판막에 염증이 심하지 않고 석회화가 많이 되지 않은 경우에는 풍선으로 잘 넓혀지고 풍선 확장술 후 역류가 발생하지 않습니다.

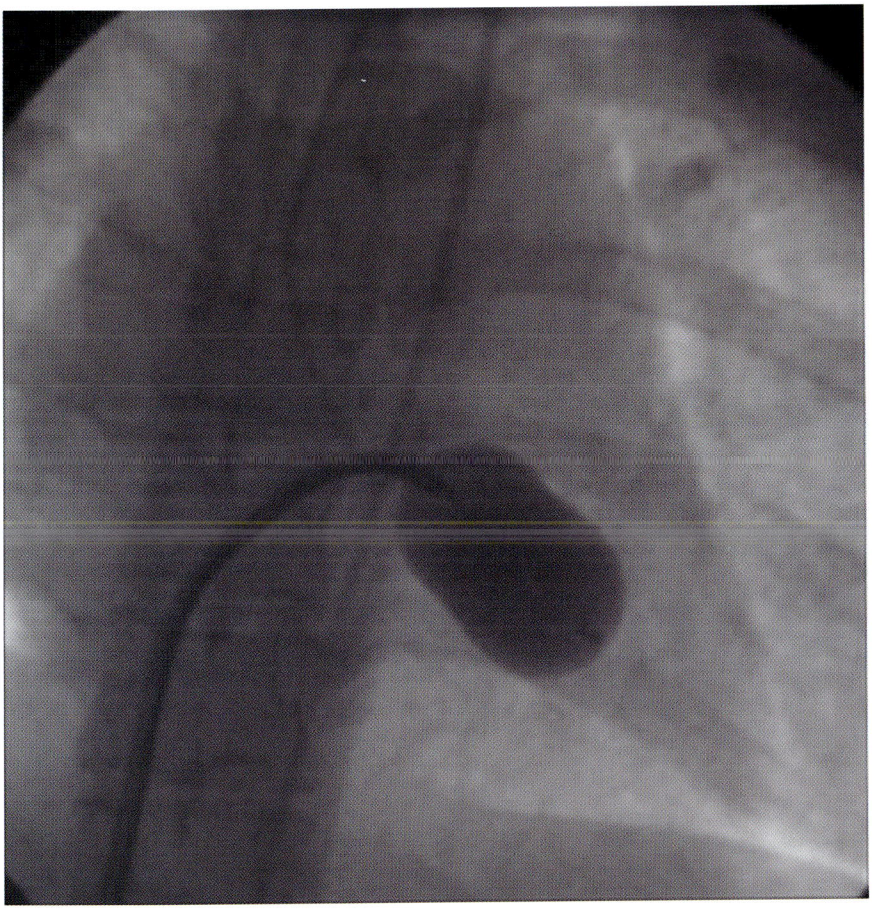

풍선으로 좁아진 승모판막을 넓히는 승모판막 풍선 확장술

어떠한 경우에 수술을 합니까?

증상이 심하여 조금만 걸어도 숨이 가쁘고 계단을 오르기에 힘이 든 경우에 수술을 권장합니다. 약을 복용해도 증상이 좋아지지 않으면 수술을 받는 것이 좋습니다. 어떠한 판막 질환, 예를 들어 대동맥 판막 폐쇄부전증과 같은 판막 질환은 증상이 없더라도 심장이 많이 커져 있거나 심초음파 검사에서 심장 기능이 떨어질 경우에는 수술을 받는 것이 좋습니다.

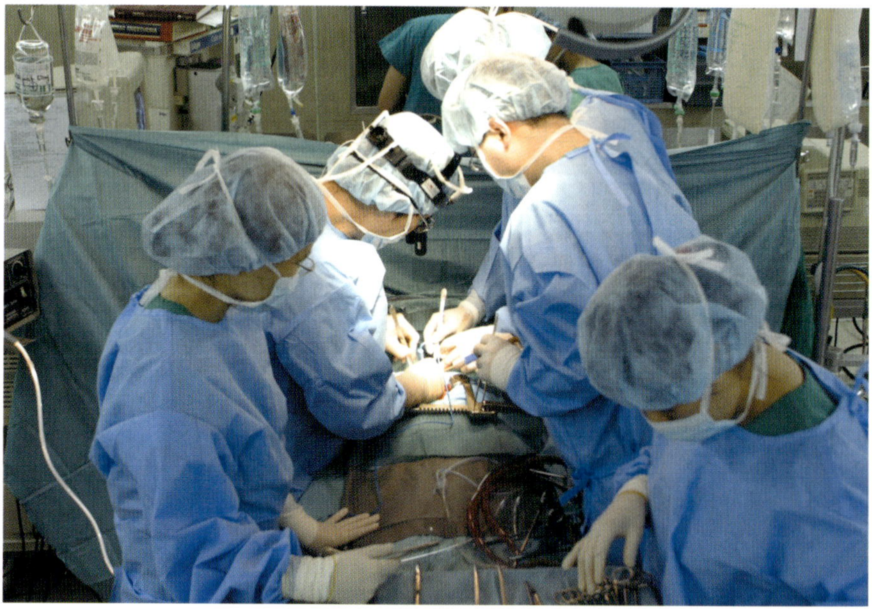

인공 심장 판막에는 어떠한 것들이 있습니까?

조직 판막과 금속 판막이 있으며, 조직 판막은 소나 돼지의 심낭을 이용하여 만들고 젊은 여성의 경우 주로 시술합니다. 왜냐하면, 임신할 때에는 혈전예방제를 사용하면 태아에 해롭기 때문입니다. 금속판막은 조직 판막보다 오래 사용할 수 있지만 평생 혈전예방제를 복용해야 하고 판막이 열리고 닫히는 금속 소리가 나서 생활에 불편하기도 합니다.

판막 수선술이란?

최근에 진단과 수술 기법이 발달하여 가능하면 자기 판막을 수선하여 그대로 사용할 수 있도록 노력합니다. 인공심장판막을 사용하는 것보다 수술이 좀 더 안전해지고 혈전예방제의 사용이 필요없거나 합병증이 적습니다.

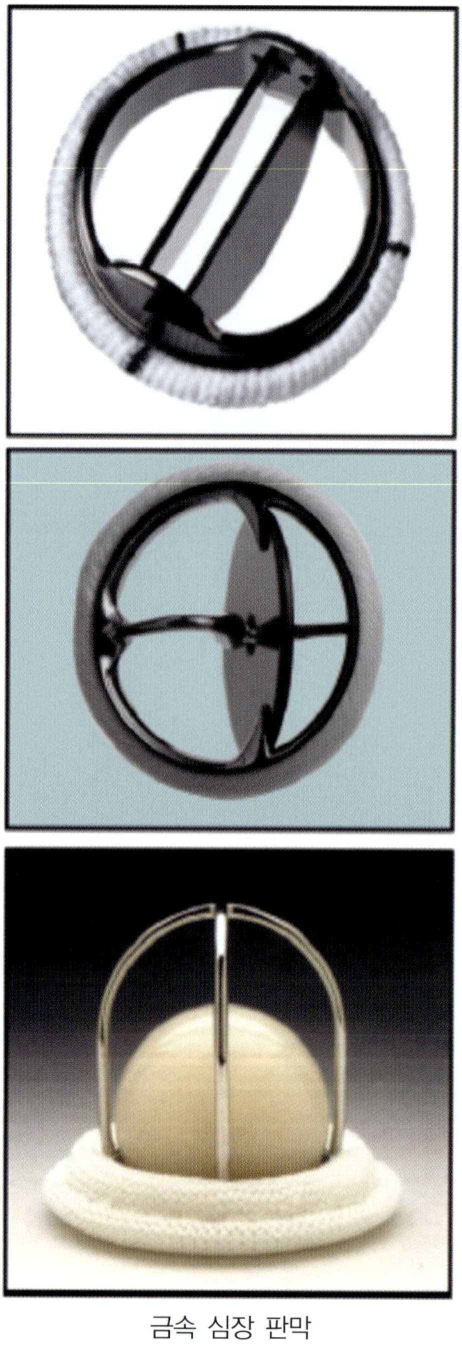

금속 심장 판막

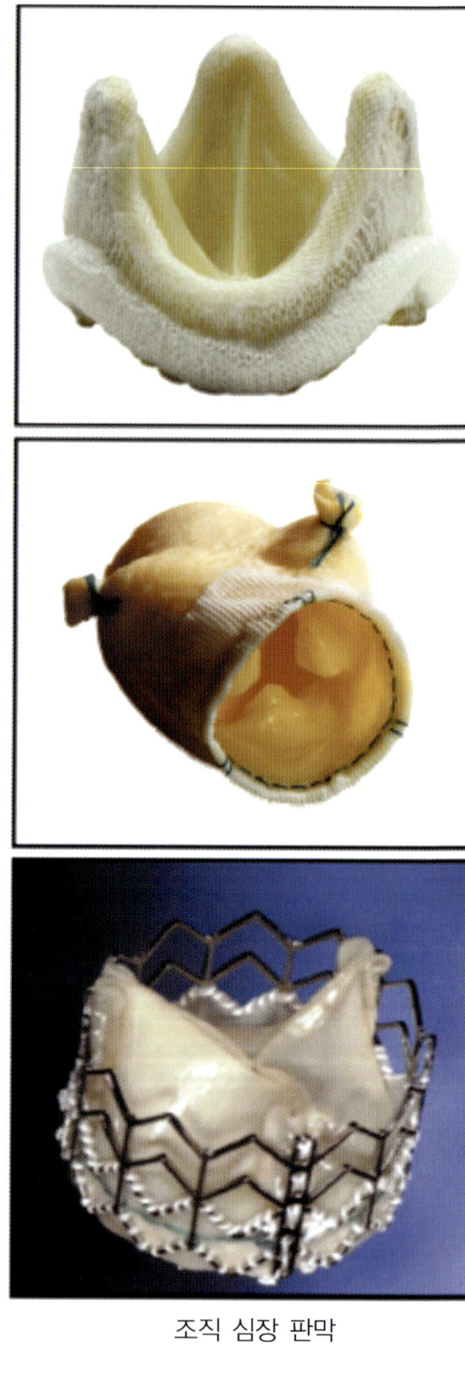

조직 심장 판막

경피적 대동맥 판막 치환술 (TAVI : Transcatheter Aortic Valve Implantation)

대동맥 판막 질환이 심해지면 대동맥 판막을 교체해야 합니다. 예전에는 수술로 대동맥 판막 치환술을 하였으나 최근에는 사타구니의 혈관을 통해 심장으로 접근해 대동맥 판막을 이식하는 시술이 시행되고 있습니다. 적절한 적응증이 된다면 수술 없이 대동맥 판막 질환을 치료할 수 있습니다. 전남대병원에서는 2015년 수도권 이남에서는 최초로 경피적 대동맥 판막 치환술을 성공 시킨 이후 지속적으로 시술을 시행하고 있으며 좋은 치료 성과를 거두고 있습니다.

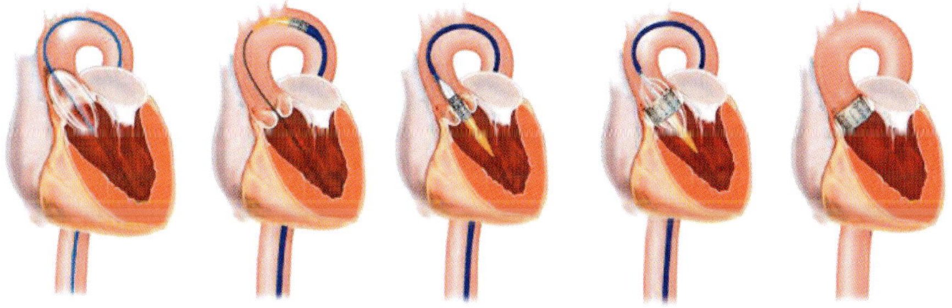

경피적 대동맥 판막 치환술을 통한 대동맥 판막 교체

마. 성인에서 선천성 심장병

선천성 심장병이 무엇입니까?

엄마 뱃속, 즉 태어나기 전부터 심장의 발생과정에 문제가 있어 나타나는 심장의 구조적인 이상을 말합니다. 애초에 태어날 때부터 가지고 있어서 "선천성"이라고 말합니다. 정상 심장은 4개의 방으로 되어있고, 오른쪽에 우심방과 우심실, 왼쪽에 좌심방과 좌심실이 있습니다. 좌우 심방사이에 심방중격이 있고, 좌우 심실사이에는 심실중격이라는 벽이 있으며, 우심방과 우심실사이에 삼첨판, 좌심방과 좌심실사이에 승모판이라는 문짝(판막)이 있습니다. 온몸에서 돌아온 피가 우심방으로 들어와 삼첨판을 거쳐 우심실로 가고 여기에서 폐동맥이라는 혈관을 따라 폐로 가며, 폐에서 산소를 머금은 피는 좌심방으로 들어와 승모판을 거쳐 좌심실로 가고 여기에서는 대동맥이라는 큰 혈관을 따라 피가 온몸에 공급되는 일종의 "펌프" 작용을 합니다. 엄마 뱃속에서 이러한 심장 구조물이 생기는 과정에 결함이 있는 것을 선천성 심장병이라고 하는 데, 어떤 경우에는 산전초음파로 태아기에 이미 발견되는 경우도 있고, 태어나서 심장 기능에 문제가 있어 증상이 나타나 진단하는 경우도 있습니다. 아이들과는 달리 특별히 증상이 없거나 경미하여 어른이 되어서야 증상이 나타나거나, 어른이 되어서도 증상이 없어서 발견이 안되거나 우연히 알게 되는 경우가 많습니다.

어떤 증상이 있나요?

성인에서 선천성 심장병의 경우는 대부분 증상이 없습니다. 대개 어릴 때부터 선천성 심장병을 진단받고 있던 사람 중에 심장 기능이 나빠지면 심부전(기능이 떨어진 심장상태)이 되고 펌프 기능이 떨어져 있으므로 피를 온몸에 원활하게 공급을 못하니까 점차 피곤해지고 걸으면 숨이 차고, 또 피가 몸에 정체되어 얼굴이나 다리가 붓고, 어떤 경우는 부정맥이라고 해서 심장의 맥박이 비정상적인 상태로 나타나기도 합니다.

어떻게 진단이 되나요?

증상이 없어서 대부분 우연히 진단되는 경우가 많습니다. 진료실에서 다른 문제로 의사와 상담 중에 심장 소리를 청진해보고 심장의 구조적인 문제로 생긴 잡음을 듣고 의심하는 경우가 있습니다. 방사선사진, 컴퓨터 단층촬영(CT), 자기공명영상(MRI) 등 여러 가지 사진기법을 이용해서 진단이 가능하며, 최근에는 심장초음파 기술이 발달하여 심장의 구조와 기능을 비교적 쉽게 진단할 수 있어서 많이 이용합니다.

선천성 심장병에도 종류가 있나요?

심장의 구조적인 결함이므로 심장 판막이나 벽, 큰 혈관 같은 심장의 어떤 구조물에 문제가 있는가에 따라 여러 종류가 있습니다.

성인에서 선천성 심장병 중에 가장 많은 것은 "심방중격결손증"(그림 1)으로, 이는 심방 사이에 정상적으로는 막혀있는 칸막이 벽인 심방중격에 구멍(결손)이 있는 것입니다. 원래 엄마 뱃속 태아에서는 구멍이 있다가 태어나서 바로 막히게 되는데 일부에서 어른이 되어도 막히지 않고 구멍이 남아있는 병입니다. 이 구멍을 통하여 좌심방에서 우심방으로 피가 흘러 들어가게 되므로 그만큼 많은 피가 폐로 흐르게 됩니다. 구멍의 위치에 따라 여러 형태가 있으며 구멍의 크기에 따라 증상이 없는 경우에서부터 심각한 상태까지 다양하게 나타납니다.

다음으로는 "심실중격결손증"(그림 2)으로 좌우 심실사이의 심실중격에 구멍(결손)이 있는 것입니다. 소아에서는 가장 흔한 선천성 심장병으로 증상이 비교적 일찍 나타나고 의사의 진료로 어릴 때 발견되지만, 구멍 크기가 작고 구멍을 통한 피의 흐름이 적으면 증상이 없어서 성인이 되어 발견되는 경우가 많고 또 아이가 성장하면서 저절로 막히는 경우도 있습니다. 심실의 압력이 심방보다 높아 그만큼 심실중격의 구멍을 통해 많은 양의 피가 좌심실에서 우심실로 흘러 들어가서 심방중격결손증보다 오른쪽 심장과 폐에 더 큰 부담을 주게 됩니다.

대동맥과 폐동맥은 태아에서는 작은 연결통로가 있다가 태어나서 막히게 되는데 이것이 막히지 않고 있는 경우를 "동맥관개존증"(그림 3)이라 합니다. 따라서 왼쪽 심장에서 대동맥을 통해 나온 피의 일부가 남아있는 통로를 통해 압력이 높은 대동맥에서 압력이 보다

낮은 폐동맥으로 들어가므로 역시 폐에 많은 피가 전해지게 됩니다.

그 밖에 드물지만 대동맥이 좁아져 있는 대동맥 축착증, 우심방과 우심실 사이의 삼첨판 문짝이 우심실쪽으로 들어가 있는 엡스타인 기형, 대동맥의 문짝이 세짝인데 두짝만 있는 이판성 대동맥판증 등이 성인에서 가끔 발견되는 선천성 심장병입니다.

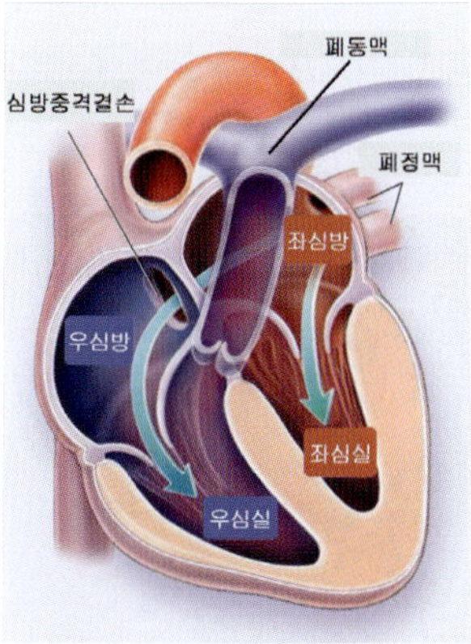

그림 1. 심방중격결손증

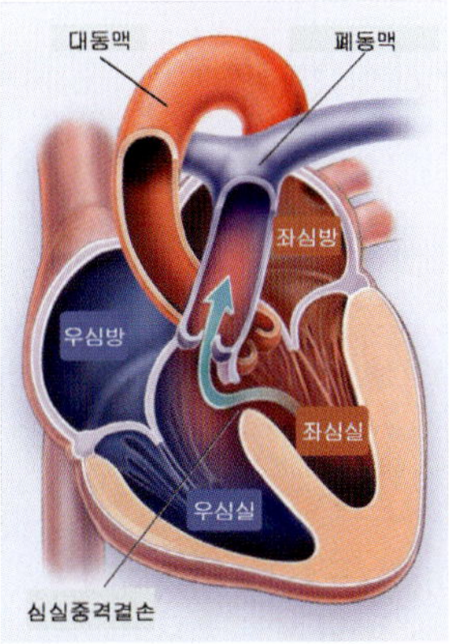

그림 2. 심실중격결손증

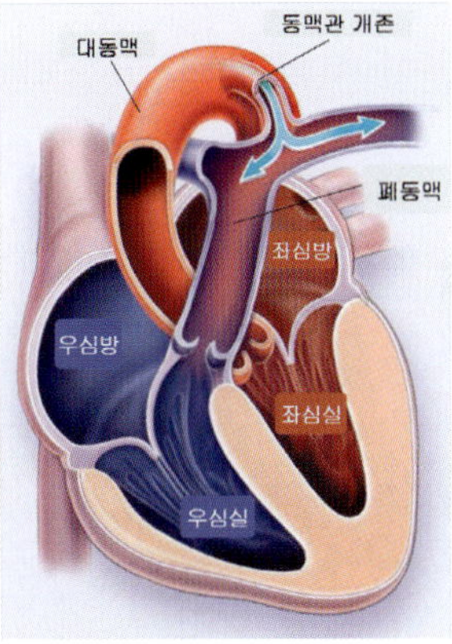

그림 3. 동맥관개존증

선천성 심장병도 치료가 가능한가요?

성인의 선천성 심장병은 대부분 치료가 가능합니다. 큰 문제가 없으면 정기적으로 심장병 전문의의 진찰을 받으며 일상생활에 아무런 지장이 없이 일반인과 같은 정상 수명을 삽니다. 한편 심장이 지친 증상이 있고 폐동맥을 통한 피의 양이 대동맥을 통하는 피의 양의 1.5배가 넘으면 수술하는 것이 원칙이며 최근 흉부외과적인 심장수술이 발전하여 대부분의 선천성 심장병에 대한 수술이 성공적으로 잘 이루어지고 있습니다. 심방중격결손증과 동맥관 개존 흰자 중 일부에서는 수술을 하지 않고 다리의 혈관을 이용해 구멍(결손)을 버섯처럼 생긴 기구(그림 4, 5)로 막는 방법이 순환기내과에서 이루어지고 있습니다. 전신마취도 필요 없고 1~2일 입원하면 되기 때문에 본인이 그러한 심장병 환자이면 순환기내과 전문의사와 상의하도록 하십시오. 하지만 일부환자는 결손을 통한 피의 양이 많아서 우측 심장과 폐혈관에 계속 부담을 주다보면 폐혈관의 압력이 높아져(폐동맥 고혈압) 심지어 왼쪽 심장보다 더욱 압력이 높아지

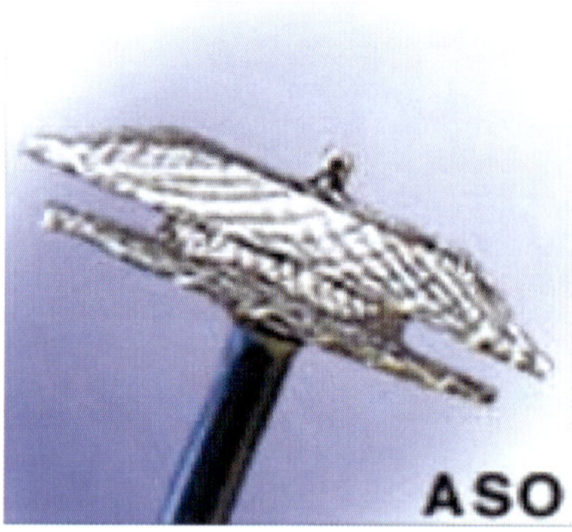

그림 4. 심방중격결손증을 막는 기구

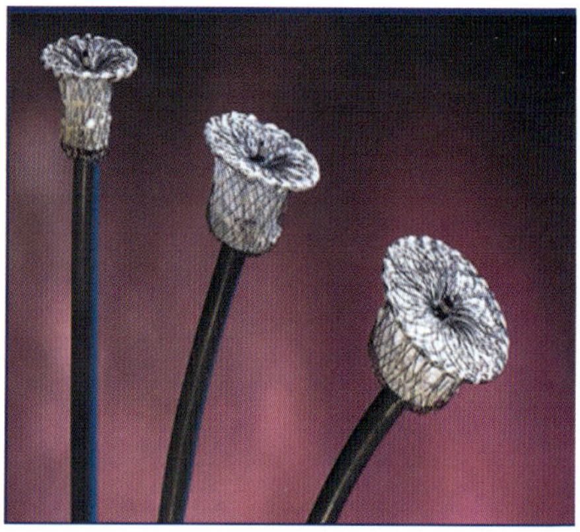

그림 5. 동맥관 개존증을 막는 기구

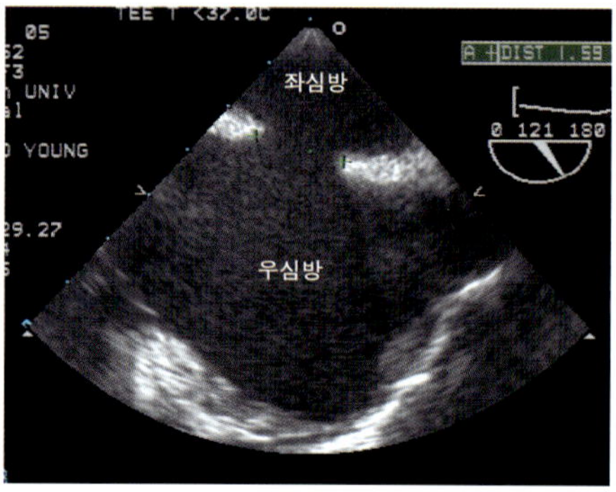

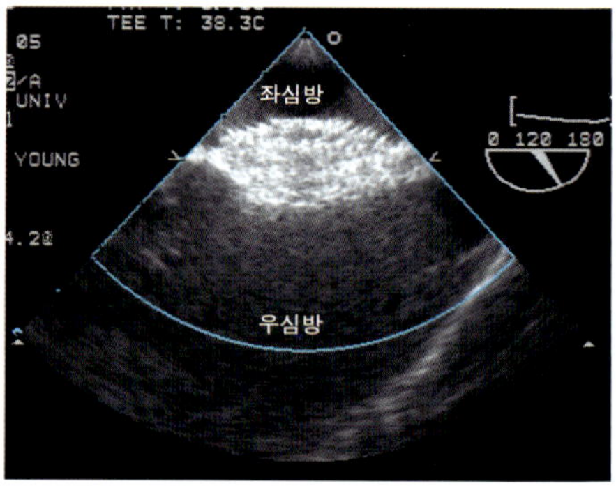

그림 6. 좌심방과 우심방 사이에 1.6cm 크기의 심방중격결손증의 심초음파 사진 (왼쪽)
그림 7. 기구를 이용하여 심방중격결손을 완전히 막은 후 심초음파 사진 (오른쪽)

면 거꾸로 오른쪽 심장에서 왼쪽 심장으로 피가 흐르는 상태가 되고 이를 "아이젠멩거 증후군"이라 합니다. 이때에는 수술조차 하지 못하는 심각한 상태가 됩니다.

선천성 심장병 환자는 특별히 조심해야 하는 것이 있나요?

대부분 일상생활에 큰 문제는 없습니다. 다만 치아 관리를 잘해야 하는데 그 이유는 치아에 문제가 생겨 세균 감염이 되거나 치과 치료 받을 때 입안의 세균이 상처를 통해 몸안의 피 속에 들어오면 선천성 심장병 환자의 결손 부위에 세균이 자리 잡아 "감염성 심내막염"이라는 무서운 병을 초래할 가능성이 있기 때문입니다. 따라서 선천성 심장병 환자는 평소 입안을 청결히 하고 치과 진료 받을 때 심장병이 있음을 미리 알려서 예방적으로 항생제를 투여 받아야 합니다. 치과 처치뿐만 아니라, 편도선 수술, 외과적 수술 및 비뇨생식기 수술을 받을 때에도 미리 의사와 상의하여 항생제로 심내막염을 예방하여야 합니다. 특별한 원인 없이 열이 계속 나거나 심한 기침과 호흡곤란 등이 있으면 즉시 의사의 진찰을 받아야 합니다.

바. 심근증

심근증이란?

심장 근육에 이상이 생겨서 심장근육이 두꺼워지거나 늘어나는 심장병입니다. 심장 근육이 두꺼워지는 경우를 비후형 심근증, 늘어나서 생기는 심장이 확장되는 경우를 확장형 심근증이라 합니다. 드물지만 두 가지 형태에 해당되지 않으면서 심근이 잘 늘어나지 않는 경우를 제한형 심근증이라 합니다.

비후형 심근증의 증상은 어떠합니까?

비후형 심근증은 대체로 증상이 없는 경우가 많으나 심장 근육이 두꺼워져서 숨이 가쁘거나 가슴이 아프고 부정맥이 생겨서 가슴이 두근거리기도 합니다. 가족 중에 비후형 심근증 환자가 있는 경우 잘 유전되는 질환이며, 일부에서는 부정맥에 의해 돌연사 (급성 심장사)가 발생할 수도 있습니다.

확장형 심근증의 증상은 어떠합니까?

심장 근육이 늘어나서 심장근육의 수축력이 떨어져서 숨이 가쁘게 되고 온몸이 붓는 심부전증이 발생하거나 심장 내에서 일부 피가 굳는 혈전증, 혈전이 떨어져 나가서 혈관을 막는 색전증 (뇌혈관을 막는 경우에 뇌경색증, 신장 혈관을 막는 경우에 신장 경색증 등) 이 발생하거나 부정맥이 생기기도 합니다.

심근증 환자의 치료방법은?

비후형 심근증 환자는 심근 수축력을 억제하는 약을 사용하고 확장형 심근증 환자는 이뇨제나 심근 수축력을 증가시키는 약을 사용합니다. 어떠한 치료에도 반응하지 않는 말기 심부전증의 경우에는 심장이식도 고려해 보아야 합니다.

비후형 심근증 환자의 주의 사항은?

젊거나 가족 중에 돌연사가 있었던 경우에는 특히 주의를 하여야 합니다. 심한 운동을 삼가고 카페인이 들어 있는 음식인 커피, 콜라 등은 해롭습니다. 심장이 불규칙하게 뛰면 부정맥 치료제를 복용하고 약물 요법이 효과가 없으면 심근 절제술 등의 수술을 시도할 수 있습니다.

확장형 심근증 환자의 주의 사항은?

병의 정도에 따라서 활동이나 염분 섭취의 제한이 필수적입니다.

음주, 흡연 등은 피해야 하며 임신, 항암제 치료 혹은 큰 수술 등의 경우에는 반드시 심장 전문의와 상의를 하여야 합니다. 음식을 가능하면 싱겁게 섭취하고 몸이 붓게 되면 이뇨제를 사용하며 심장 근육의 수축력을 촉진시키는 약을 복용합니다.

사. 심부전증

심부전증이란 무엇입니까?

심장기능이 약해져서 피를 잘 품어내지 못하거나 심장에 피가 잘 들어가지 못해 발생하는 경우로서 심근이 약해지는 경우나 심장에 피가 잘 공급되지 않는 관상동맥 질환이나 고혈압, 심근증 혹은 심장판막 질환 등이 원인이 됩니다.

심부전증 환자의 증상은 어떠합니까?

운동할 때 호흡곤란이 나타나며, 점점 심해지면 앉아 있어도 숨이 가빠지고 밤에 잠을 자다가 갑자기 숨이 가빠져 잠을 깨게 됩니다. 머리가 아프고 잠이 안 오거나 불안감을 느끼거나 정신이 혼미해지는 경우도 있습니다. 온몸이 붓고 얼굴이 파랗게 되기도 하고 황달이 나타나기도 합니다. 때로는 심각한 부정맥으로 심장이 불규칙하게 뛰기도 하거나 실신을 하기도 합니다.

심부전증 환자가 주의해야 할 점은 무엇입니까?

■ 음식을 싱겁게 드십시오. 통조림, 젓갈, 짠 김치, 저린 생선 및

고기 등을 삼가고 식사할 때 따로 소금이나 간장을 사용하지 마십시오.

- 무리한 운동을 삼가고 숨이 가쁘거나 몸이 붓는 경우에는 충분한 휴식을 취해야 합니다.
- 이뇨제를 사용하는 경우 팔이나 다리가 저리거나 몸에 힘이 빠지는지 살피고 가끔 혈액 검사를 하여 혈액에 이상이 생기거나 전해질 변동이 생기는지 확인하여야 합니다.
- 강심제를 사용할 경우 입맛이 없어지거나 구토증이 생기면 곧바로 혈액 검사를 받아 보십시오.
- 원인이 만성 질환인 경우가 많고 상태가 위험하므로 꾸준하게 인내심을 가지고 의사와 상의하여 치료해 나가야 합니다.

아. 고혈압

고혈압이란?

■ 사람의 혈관내의 압력은 수시로 변하며, 운동을 하면 올라가고 안정을 취하면 내려가는데, 안정시 (편안한 자세로) 측정한 혈압이 두 번 이상 140/90 mmHg 이상이 되면 고혈압이라고 합니다. 혈압이 120/80 mmHg 140/90 mmHg 사이를 전단계 고혈압이라 하며, 당뇨병이나 신장 질환이 있으면 치료를 권합니다. 120/80 mmHg 이하이면 정상혈압이라 합니다.

고혈압의 증상은?

■ 혈압이 매우 높거나 오래되어 합병증이 생긴 환자에서는 머리가 아프고 눈이 침침해지거나 숨이 가쁘고 몸이 붓게 되지만, 대부분의 고혈압 환자에서는 증상이 거의 없습니다.

고혈압은 왜 치료해야 합니까?

■ 고혈압 환자 분은 대부분 증상이 없습니다만, 증상이 없더라

도 고혈압을 치료하지 않으면 다음과 같은 합병증이 생기기 때문입니다.

■ **뇌졸중** : 뇌혈관이 막히거나 (뇌경색증) 터지게 되어 (뇌출혈증), 말이 어둔해지고 팔이나 다리에 마비가 발생하는 경우를 뇌졸중, 즉 항간에서 말하는 중풍이 발생합니다. 예를 들어 왼쪽 뇌에 피를 공급해주는 좌측 중뇌동맥이 동맥경화증에 의해 막히면 우측 반신 마비가 발생합니다.

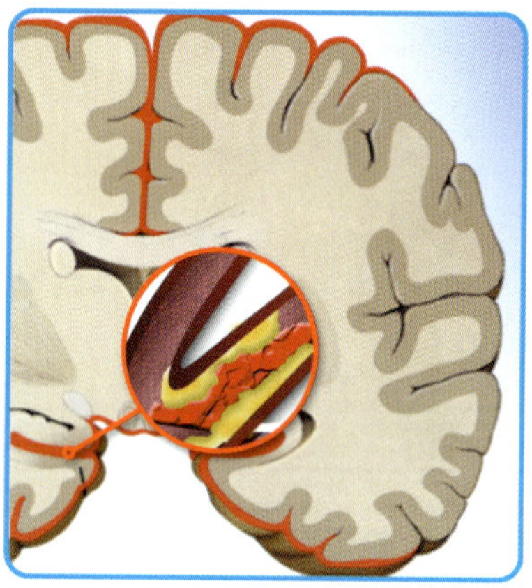

뇌경색

혈관이 막혀서 뇌손상이 오는 뇌졸중(허혈성)

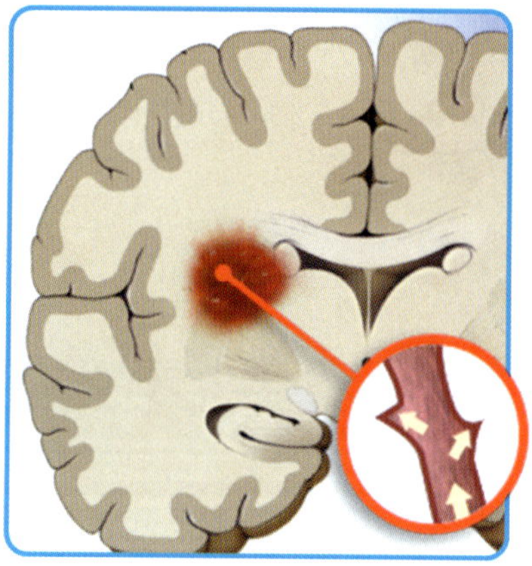

뇌출혈

혈관이 터져서 뇌손상이 오는 뇌졸중(출혈성)

■ **심부전증** : 혈압 상승과 함께 피를 온 몸에 보내는 심장은 혈압이 올라가면 훨씬 힘들게 일을 하게 되고 처음에는 심장의 근육이 두꺼워져서 펌프의 기능을 강화시키게 되지만 혈압을 치료하지 않고 고혈압이 오래 지속되면 마침내 심근이 지쳐서 늘어지고 펌프의 기능이 감소되어 피가 폐에 고이게 됩니다. 이러한 상태를 심근의 수축력이 감소되어 나타나는 수축성 심부전증이라 합니다.

■ **망막증** : 눈에는 미세한 혈관들이 분포되어 있으며, 혈압의 상승에 따라 미세한 망막 혈관이 상하고 막히거나 출혈이 생겨 시력이 떨어지게 됩니다.

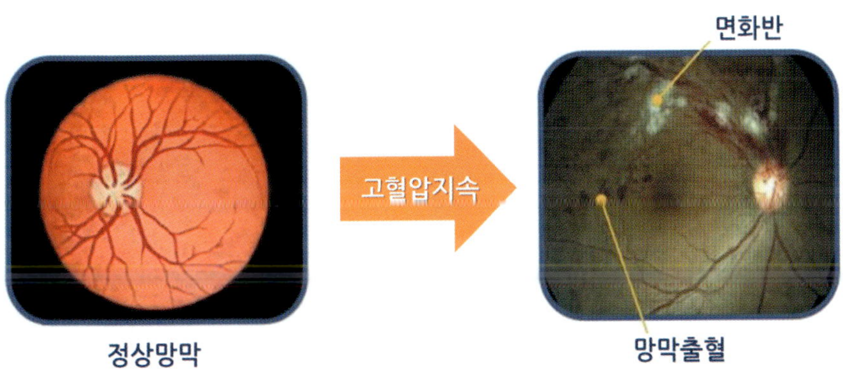

■ **관상동맥질환** : 고혈압 환자에서는 동맥경화증이 촉진되고 심장 혈관인 관상동맥이 막혀서 협심증이나 심근경색증 등의 증상이 나타날 수 있습니다. 고혈압은 관상동맥 질환의 가장 중요한 원인 중 하나입니다.

■ **말초혈관질환** : 고혈압 환자에서는 흔히 팔이나 다리 혈관이 막히게 되고 다리 혈관이 좁아지게 되면 걸음을 걷다가 다리가 아파서 쉬었다 걸어야 하는 간헐적 파행이 발생합니다.

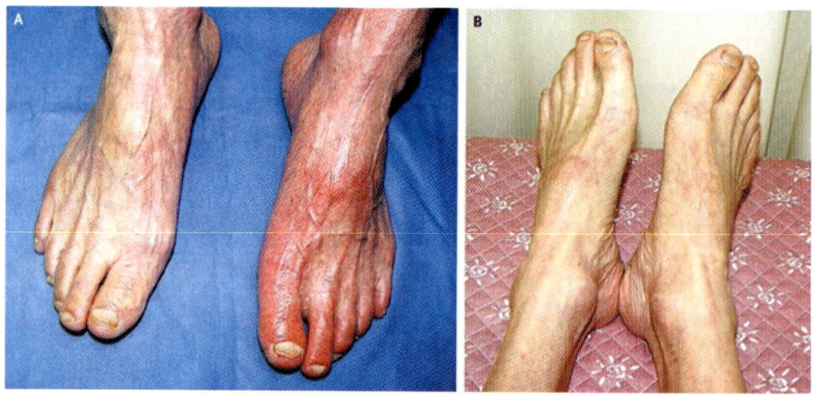

다리 혈관이 좁아져 말초혈관장애 발생 (출처 NEJM 2007; 357: e19)

■ **대동맥 박리증** : 혈압이 매우 높은 환자는 심장에서 온몸에 피를 보내주는 가장 큰 혈관인 대동맥이 찢어지게 되는 대동맥 박리증이 발생하게 되어 가슴이나 등에 매우 심한 통증이 발생할 수 있습니다.

고혈압 환자의 생활 방식은?

고혈압 환자의 치료에서 가장 중요한 치료법은 무엇보다도 다음과 같이 생활 방식을 변화시키는 본인의 노력이 필요합니다.

■ **바람직한 체중을 유지하십시오** : 대부분 사람에서 바람직한 체

중 = (자신의 키 - 100) × 0.9 로 쉽게 계산할 수 있습니다. 예컨대 키가 170cm 인 사람은 63kg이 자신의 바람직한 체중이 되는 것입니다.

- **술을 절제합니다** : 술은 사람에 따라서 혈압을 많이 올릴 수 있으며, 주량에 따라 개인차가 있습니다. 소주 한잔, 포도주 두잔, 맥주 한 컵 정도는 대부분의 경우에 혈압을 올리지는 않습니다.

- **금연하십시오** : 담배를 피우는 고혈압 환자는 동맥경화증 발생 위험률이 더욱 높아집니다.

- **싱겁게 드시는 것이 좋습니다** : 가능하면 식사할 때 간장, 소금, 된장 등을 조금만 사용하시고 간장이나 소금을 찍어서 드시는 일이 없도록 하면 좋습니다.

- **적당한 운동은 혈압을 떨어뜨리고 혈액 순환을 촉진 합니다** : 가능하면 매일 약 10분씩이라도 가슴이 약간 두근거릴 정도로 조깅이나 빨리 걷는 운동을 주로 하십시오. 평소 테니스, 등산, 수영 등은 계속 하되 혈압이 너무 올라가지 않도록 지나친 운동은 삼갑니다.

- **기름기가 적은 음식을 드십시오** : 고기를 먹을 때에 기름기가 많은 부분은 가능하면 적게 먹고 계란의 노른자, 생선 껍질이나 알 등도 절제하십시오.

- 고혈압
- 고지혈증
- 흡연
- 당뇨병 등 4가지 경우가 동맥경화증 발생위험을 증가시키는 4대 위험 인자입니다.

그 외 위험인자는 다음과 같은 경우가 있습니다.

- 비만
- 운동부족
- 가족력
- 꼼꼼한 성격 등

고지혈증(이상지질혈증)이란?

- 혈중에 있는 기름기의 종류는 콜레스테롤, 중성지방, 인지질, 유리 지방산 등이 대표적인 기름기이고 몸 안에는 기름기가 반드시 있어야 하며, 그 중에 콜레스테롤이나 중성지방과 같은 물질이 많으면, 동맥경화증을 유발합니다.
- 혈중에 기름기 성분인 콜레스테롤이 동맥경화를 유발하는 가장 중요한 원인이며, 콜레스테롤이 220 mg/dL 이상인 경우를

고지혈증이라 합니다. 가능하면 200 mg/dL이하로 유지하시는 것이 좋습니다.

동맥경화증의 치료는?

- 기름기가 적은 음식
- 체중조절
- 규칙적인 운동
- 금연
- 음주 절제
- 고지혈증의 경우 적절한 투약

차. 관상동맥 질환

Q 관상동맥(冠狀動脈) 질환이란?

관상동맥 질환의 발병 원인은?

관상동맥 질환은 콜레스테롤과 같은 지방 성분이 체내에 축적되면서 발생합니다. 이 지방 성분이 혈관 내에 침착될 경우 혈관 벽이 두꺼워지고 혈관이 좁아져 원활한 혈액 순환에 지장을 받게 됩니다. 두꺼워진 혈관 벽 내면에 혈전이 생기게 되면 혈관 내부가 더욱 좁아지게 되고 혈관 수축이 되거나 심한 경우에는 혈관이 완전히 막히게 됩니다. 혈관 벽 내에 지방분이 축적된 경우를 동맥경화반 (플라그: plaque)이라고도 말합니다.

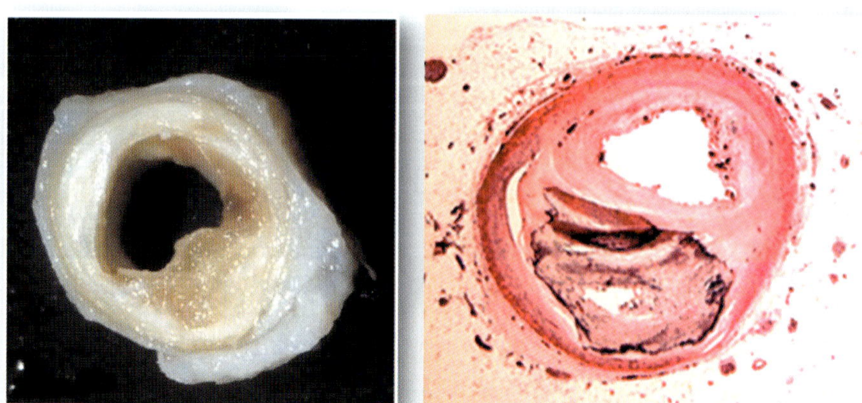

증상은?

심장은 근육질로 되어 있습니다. 따라서 심장이 정상적으로 작동을 하려면 끊임없는 산소의 공급과 영양소가 풍부한 혈액의 공급이 절대적입니다. 세 갈래의 관상동맥과 심장 표면을 덮고 있는 혈관망은 혈액을 공급하는 역할을 합니다. 이들 관상동맥이 지방분 누적에 따라 부분적으로 막힐 경우, 심장은 산소를 함유한 혈액을 충분히 공급받지 못하게 됩니다. 더구나 신체적 또는 심리적 스트레스로 더 많은 산소와 영양소를 필요로 하게 될 경우에 심장 근육은 제대로 역할을 하지 못하게 됩니다. 바로 이럴 때에 협심증을 일으키거나 가슴에 통증을 느끼게 되는 것입니다. 이런 증세를 즉시 치료하지 않으면 심근경색증 또는 돌연사 (심장마비)까지도 일으킬 우려가 있습니다.

진단은?

심전도 검사

가장 흔히 사용되는 진단검사 방법으로는 심전도(心電圖: electrocardiogram) 검사 또는 스트레스 검사가 있습니다. 이는 환자가 운동 중에 심장의 전기적 상태가 어떻게 변화하는지를 면밀하게 측정을 하는 검사입니다. 이 검사에서 비정상적 징후가 발견되면 담당의사는 추가적인 정밀검사를 하도록 권할 것입니다. 진단이 빨리 내려질수록 치료는 그 만큼 더 빨리 시작될 수 있습니다.

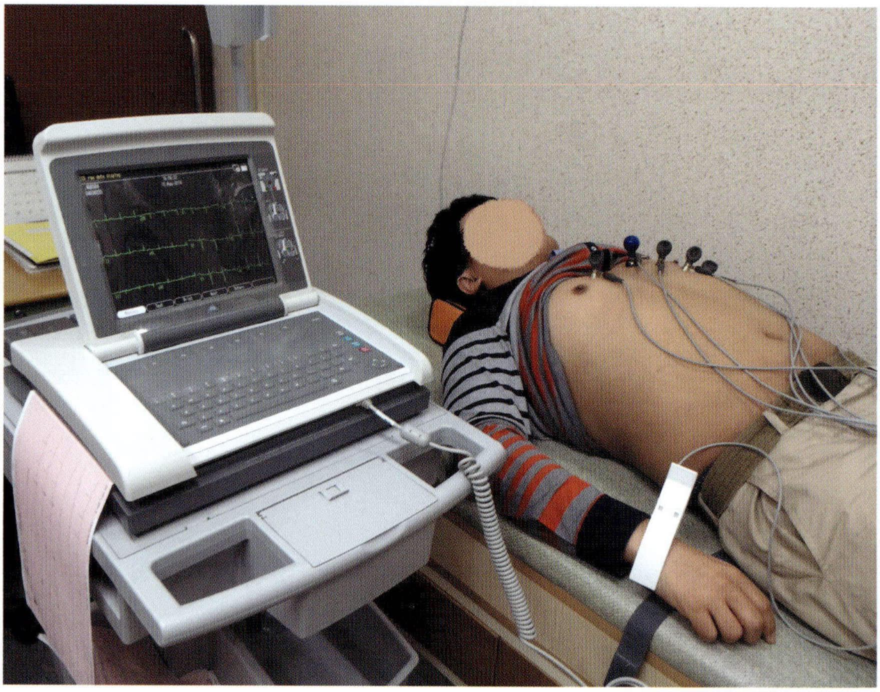

운동부하 심전도 검사

벨트 위를 달리면서 심장의 기능을 평가하는 방법인 답차형 운동부하 검사를 가장 많이 실시하고 있습니다. 벨트가 돌아가는 속도가 점점 빨라지고 경사가 더욱 급해지면서 운동을 점차적으로 심하게 하면서 증상의 변화, 심장의 상태인 심전도의 변화와 혈압의 변화를 관찰 등을 관찰하는 검사법으로서 심장병 환자에서 실시하는 기본적인 검사법 중의 하나입니다.

부하 심초음파도 검사

심초음파 검사를 하면서 약물을 투여하거나 운동을 하여 심장의 운동량을 증가시켜서 심장의 기능을 평가하는 방법입니다.

심장 핵의학 검사

방사성 동위원소를 이용하여 심장의 혈액순환 정도를 평가하는 방법입니다.

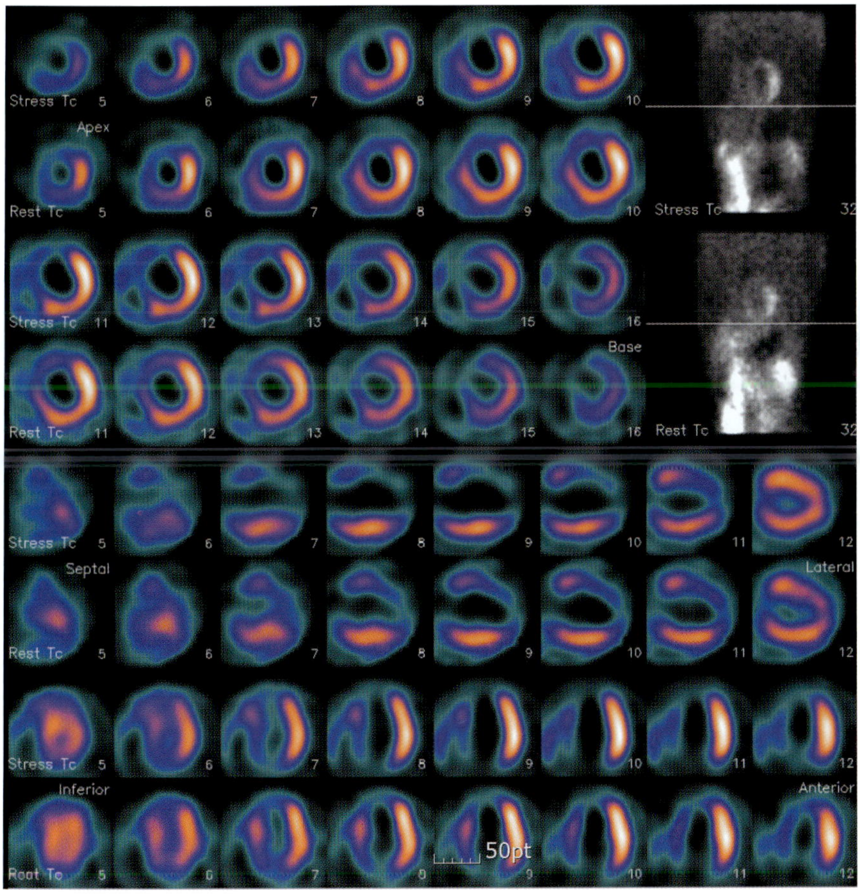

관상동맥 조영술

임상 진단이 내려지고 심장 혈관인 관상동맥이 좁아져서 관상동맥을 넓혀야 할 필요가 있다고 판단되는 경우에 담당 의사가 관상동맥 조영술을 권장할 수 있습니다. 이 촬영은 부분 마취 상태에서 관상동맥 속에 특수 조영제를 주입하여 X레이 사진을 영화처럼 찍는 것입니다. 이 조영제는 X레이 상에 나타나므로 동맥 내부와 혈관내의 좁아진 부위나 막힌 부분을 쉽게 보여줍니다.

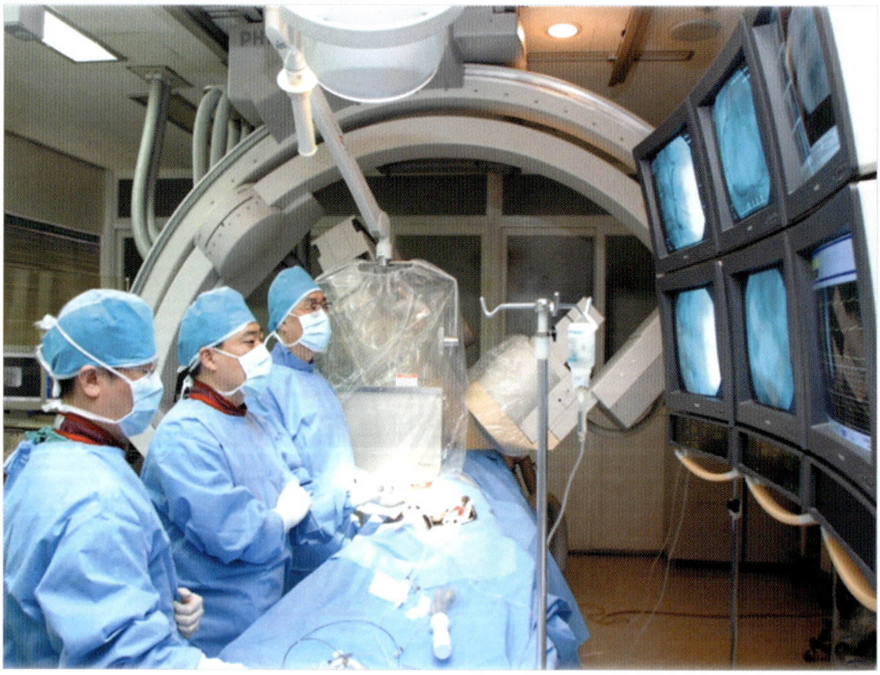

※ 관상동맥 질환의 위험 인자

다음에 열거된 위험 인자들은 관상동맥 질환의 발병률을 높일 수 있으므로 철저히 조절해야 합니다.

- 고혈압
- 당뇨병
- 흡연
- 고지혈증 (이상지질혈증: 핏속에 기름이 많은 경우)
- 비만 (체중 과다)
- 부모가 뇌졸중이나 심장병을 갖고 있는 경우
- 운동 부족
- 스트레스

치료방법

- 진단 결과가 나오면 담당 의사는 환자에게 가장 적절한 치료 방법을 제시할 것입니다.
- 동맥경화 위험 인자를 조절하고 약물 요법을 시작합니다.
- 약물요법으로 잘 조절되지 않은 경우에 대부분 관상동맥 조영술을 실시하여 혈관 확장술을 실시하게 됩니다.

- 혈관 확장술의 종류에는 다양한 방법들이 알려져 있으며, 풍선 확장술, 스텐트 삽입, 동맥경화죽상종 제거술, 레이저 치료 등이 있으나, 현재까지 알려진 가장 좋은 방법은 스텐트 시술입니다.
- 혈관 확장술을 할 수 없는 경우는 흉부외과에서 가슴을 열고 관상동맥 우회술을 실시하게 됩니다.

카. 협심증(狹心症)

■ 심장에 피를 공급하는 관상동맥이 좁아지고 동맥내 핏덩어리(혈전)가 생기거나 동맥이 수축하면 가슴에 통증이 생기는 경우를 일컬어 심장을 조인다고 해서 협심증(狹心症)이라 합니다.

※ 광주· 전남의 연도별 허혈성 심장 질환 사망자수

■ 최근 15년 사이에 3배 증가

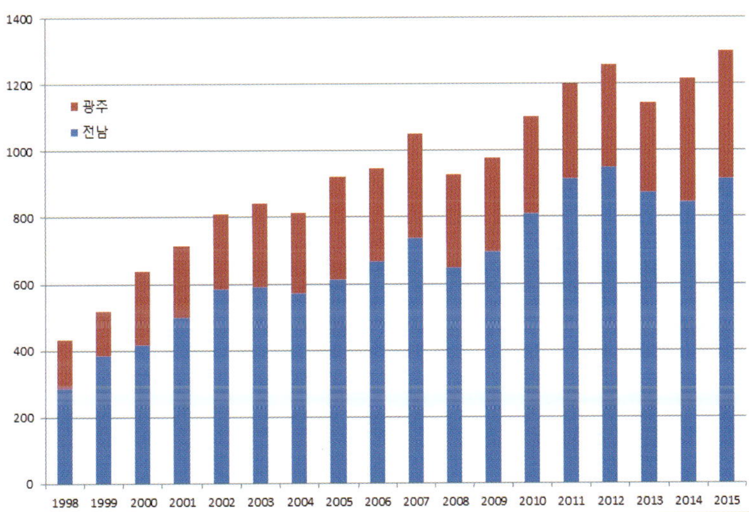

	1998	1999	2000	2001	2002	2003	2004	2005	2006	2007	2008	2009	2010	2011	2012	2013	2014	2015
광주	145	133	224	216	228	250	241	310	280	314	279	282	290	284	308	269	373	385
전남	287	384	415	499	583	590	571	612	666	736	647	695	810	915	948	873	844	913

■ 관상동맥 질환이 급증하는 원인은 최근 한국 사람들의 식사 변화, 흡연율의 증가, 많은 스트레스, 평균수명의 연장 등이라고 생각됩니다.

※ 최근 25년간 전남대학교병원에서 관상동맥 중재술 시술 건수의 변화 현황 (최근 스텐트의 비약적인 발달로 인하여 재협착으로 인한 재시술이 감소하므로 표면적인 건수는 전 세계적으로 다소 감소 추이를 보임)

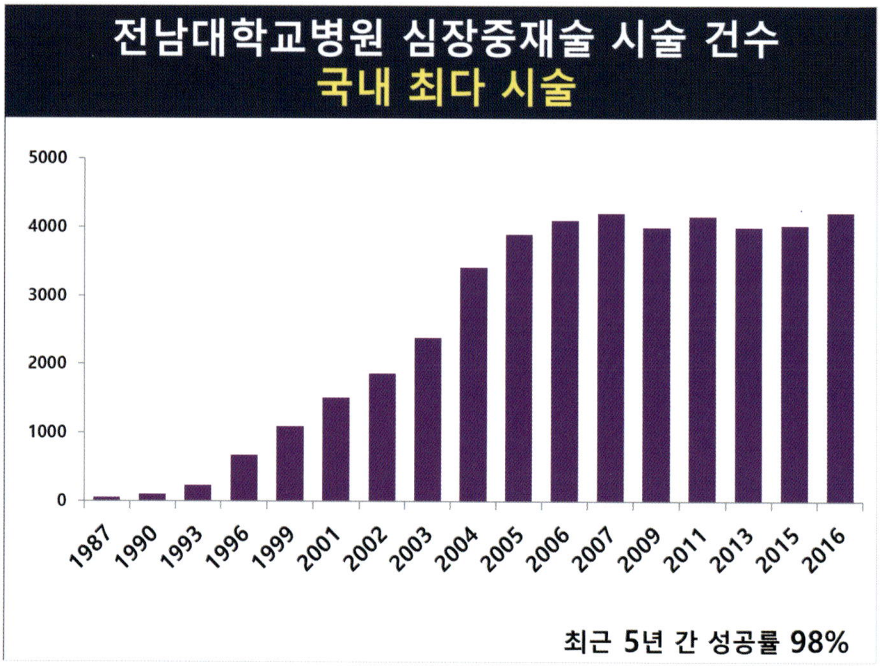

협심증은 왜 생기는가?

- 동맥경화증에 의해 혈관이 좁아지고
- 동맥경화증으로 좁아진 혈관 내에 핏덩어리(혈전: 血栓)가 생기고
- 혈관내부의 벽을 보호하고 있는 얇은 막을 구성하고 있는 혈관내피세포(血管內皮細胞)가 손상되거나 기능이 떨어져서 혈관이 수축할 때에 심장이 아프게 됩니다.

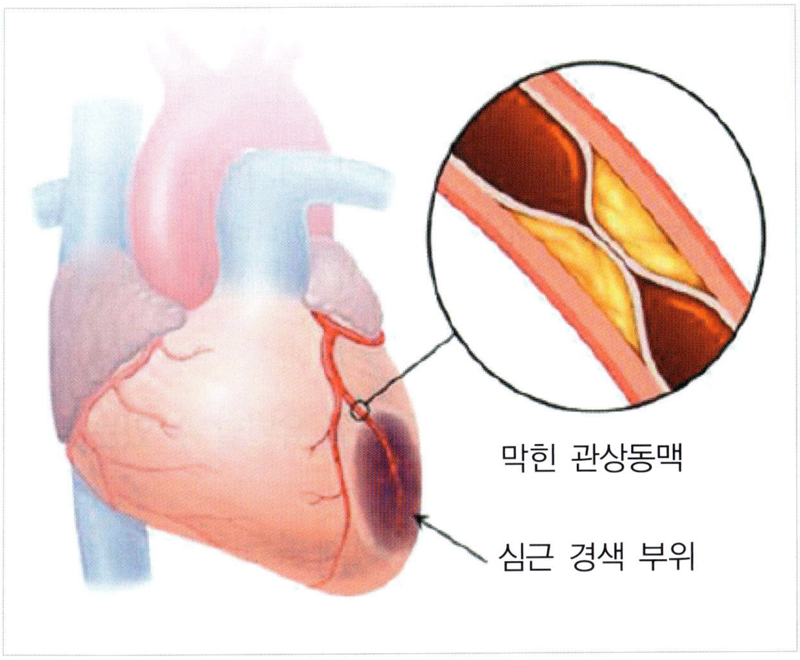

협심증의 종류와 증상은?

- 가슴 한가운데서 쥐어짜듯이 아프고 왼쪽 어깨 부위로 통증이 퍼집니다.
- 처음에는 심한 운동을 할 때만 가슴이 아프다가 점차 가벼운 운동을 할 때도 가슴이 아프게 되며, 이러한 경우를 안정형 협심증이라 합니다.
- 이 안정형 협심증이 진행되면 쉬고 있는 상태에서도 가슴이 아프고 통증의 횟수와 정도가 증가하게 되고 이러한 경우를 불안정형 협심증이라 합니다.

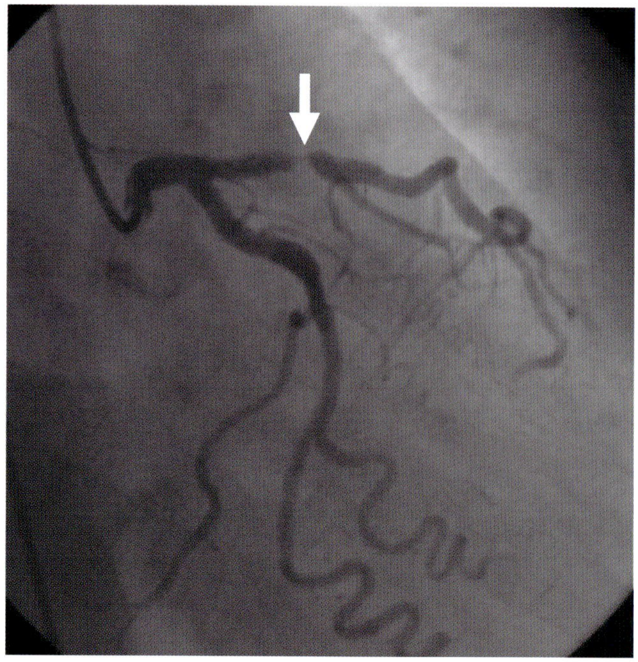

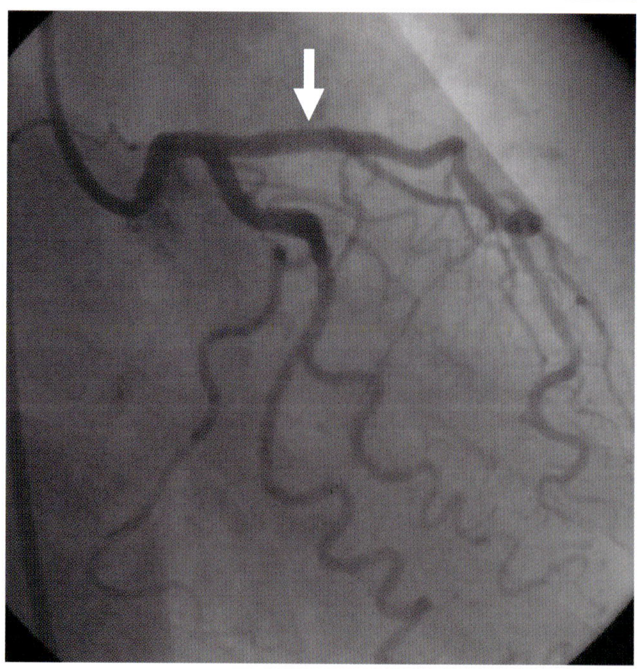

70세 협심증 환자로서 좌전하행지 관상동맥이 99% 막혀 있어서 관상동맥 조영술로 진단한 다음 (위 쪽 그림), 스텐트 삽입술을 시행하여 잘 넓혀서 성공적으로 치료함 (아래 쪽 그림).

평소 생활하던 중 갑자기 가슴에 통증이 생기면 어떻게 합니까?

- 망설이지 마시고 즉시 119를 불러서 대학 병원 응급실로 가십시오.
- 혀 밑에 넣거나 뿌리는 니트로글리세린 (혈관확장제)을 사용하면 도움이 됩니다.
- **3회** 이상 니트로글리세린을 사용하여도 통증이 가시지 않으면 심장 혈관이 심하게 막혔음을 의미하므로 즉시 대학병원 응급실로 가십시오.

협심증의 예방은?

- 동맥경화증의 위험 인자 (고혈압, 고지혈증, 당뇨병, 흡연)가 있으면 철저히 조절하십시오.
- 기름기가 없는 음식을 섭취하십시오.
- 술을 절제하십시오.
- 적절한 운동으로 비만증이 생기지 않도록 하십시오.

타. 심근경색증 (心筋梗塞症)

■ 심장의 혈관 (관상동맥)이 막혀서 심장이 괴사 (썩음)되어 생기는 질환입니다.

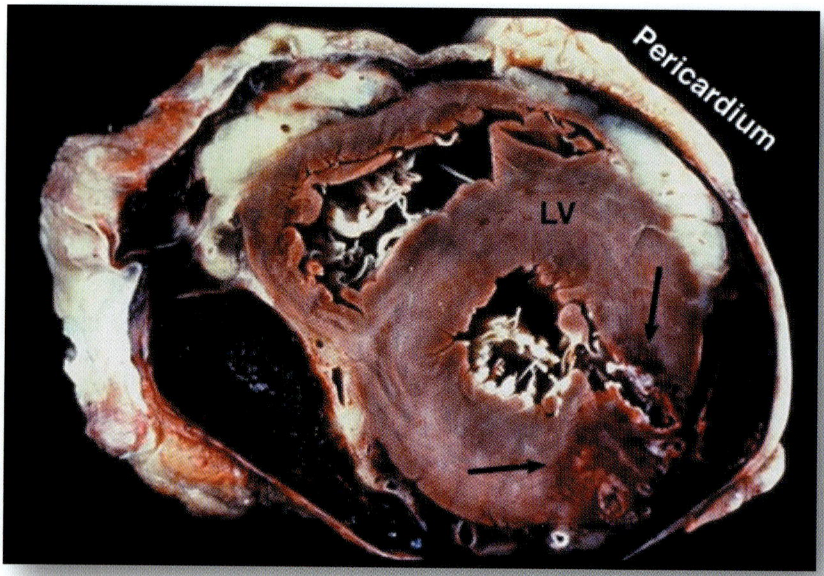

■ 인간의 질병 중 가장 사망률이 높아 병원에 도착하기 전에 50% 정도가 사망하고 병원에 도착하여 적극적인 치료를 하여도 사망률이 10% 정도입니다. 2002년 1월부터 2004년 6월까지 전남대학병원 심장계 중환자실에 입원하였던 2,081예 중 155예가 사망하여 사망률은 7.4%이었습니다.

※ 한국인 급성 심근경색증 등록 연구 (Korea Acute Myocardial Infarction Registry: KAMIR)란?

- 2005년 대한순환기학회 창립 50주년 기념사업으로 선정된 전남대학병원에서 제안하였던 연구과제
- 한국에서 발생하는 급성심근경색증 환자를 전산 등록하여 한국실정에 알맞은 예방법과 치료법을 연구하는 과제로서 현재까지 전국에서 5만 명 이상의 환자가 등록

심근경색증의 증상은?

- 매우 심한 가슴 통증이 나타나고 식은 땀, 메스꺼움 등이 함께 나타납니다. 심근경색증시 가슴의 통증을 인간이 느낄 수 있는 최고의 통증이라 흔히 표현합니다.
- 가슴의 통증은 짓누르고 쥐어짜는 듯한 통증이고 어깨나 팔로 퍼질 수 있습니다.

동맥경화증, 협심증, 심근경색증의 차이는?

- 동맥경화증이란 혈관이 막혀서 생기는 병든 상태를 모두 말합니다.

■ 협심증(狹心症)이란 심장혈관 (관상동맥)에 동맥경화증, 혈전, 혈관수축 등이 관여하여 혈관이 좁아질 때 생기는 질환입니다 (심근 허혈 상태).

■ 심근경색증(心筋梗塞症) 이란 관상동맥이 동맥경화증, 혈전, 혈관수축에 의해 완전히 막혀서 생기는 질환입니다 (심근 괴사 상태).

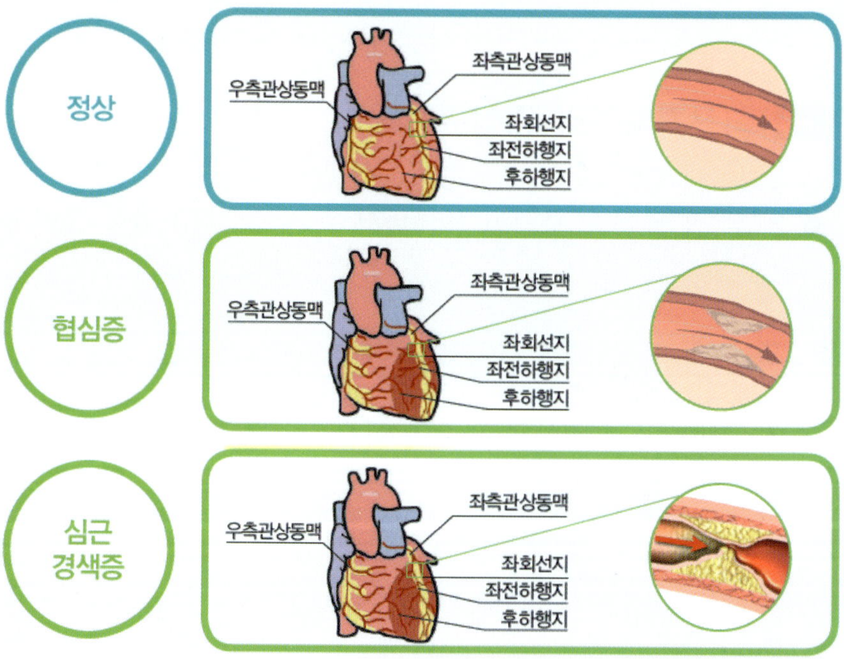

심근경색증의 발병 위험 인자는?

- 고혈압
- 흡연: 한국인의 젊은 성인의 경우 가장 중요
- 고지혈증 (이상지질혈증)

  : 총콜레스테롤이 220 mg/dL 이상,
  저밀도 지단백 콜레스테롤이 130 mg/dL 이상
  중성지방이 150 mg/dL 이상
  고밀도 콜레스테롤 40 mg/dL 이하 (남자)
  50 mg/dL 이하 (여자)

- 당뇨병
- 비만
- 가족력으로서 부모 형제중 심장병, 뇌졸중(腦卒中)이 있는 경우

심근경색증의 진단방법은?

- 임상 증상 - 30분 정도 지속되는 흉통
- 심전도
- 심근 효소 - 혈액 검사에서 심근 효소 수치 측정

- 심근 핵의학 검사
- 심장초음파도
- 관상동맥조영술 등이 있습니다.

\- 임상증상 (흉통), 심전도, 심근 효소가 가장 중요한 진단방법.

심근경색증이 일어났을 때 응급조치는?

- 가능하면 움직이지 마십시오.
- 혀 밑에 넣거나 뿌리는 니트로글리세린이 있으면 즉시 복용하십시오.
- 망설이지 마시고 119를 불러서 대학 병원 응급실로 가십시오.
- 효과가 없는 단방 약을 사용하거나, 약국, 한의원, 개인병원에서 시간을 낭비하지 마십시오.
- 발병 6시간이내에 오셔야 심장의 괴사를 막을 수 있고 늦어도 12시간 안에 오셔야 심근을 성공적으로 회복시킬 수 있습니다 (심근괴사 예방시간 = 6시간 이내).

심근경색증의 치료법은?

- 관상동맥 내에 발생한 혈전을 녹이는 혈전용해제를 사용합니다 (발병 6시간 이내에 사용하는 것이 좋고 늦어도 12시간 이내에 사용해야 합니다). 혈전 용해제를 사용하게 되면 전체 환자의 70% 정도는 혈전이 녹아서 혈관이 뚫리게 됩니다.
- 응급으로 관상동맥 조영술을 실시하여 혈전과 동맥경화증으로 막힌 관상동맥을 확인한 다음 관상동맥 중재술로 뚫어줍니다 (전남대학교 병원 최근 10년간 성공률 = 98%).
- 가능하면 30분 이내에 혈전용해제 투여, 1시간 이내에 관상동맥 중재술을 시술할 수 있는 시설과 의료 인력이 충분하고 풍부한 시술 경험이 많은 대학병원으로 119를 타고 가는 것이 좋습니다.
- 2009년과 2010년에 시행한 보건복지부 심사평가원 평가에서 전남대학병원은 전국에서 가장 많은 심근경색증 환자를 효과적으로 치료하여 가장 많은 인센티브를 지급받았음.

심근경색증 환자의 식이요법은 어떻게 합니까?

- 초기에는 부드러운 음식을 소량씩 심장에 부담이 가지 않게 드십시오.

- 2~3일이 지나면 정상적인 식사를 할 수 있습니다.
- 기름기가 없는 음식을 싱겁게 드십시오.
- 금연하시고 술을 절제하십시오.
- 동맥경화증에 대한 일반적인 식이요법을 철저히 따라서 하십시오.

심근경색증 환자의 퇴원 후 치료법은 어떻게 합니까?

- 꾸준한 약물 요법이 필수: 항혈소판제 (아스피린, 클로피도그렐 등), 베타차단제, 지질저하제, 안지오텐신 억제제
- 위험요인을 반드시 교정: 금연, 고혈압, 당뇨병, 고지혈증 (이상지질혈증) 치료
- 적절한 운동 및 체중조절
- 주기적인 심장 검사: 혈압, 혈중 지질, 혈당, 심전도, 운동부하검사, 심초음파 검사 등을 적어도 1년에 1회씩 시행
- 관상동맥 중재술을 시술받은 환자는 가능하면 6개월 내지 1년 후에 추적 관상동맥 조영술을 시행

심근경색증 후 재활요법은?

■ 심근경색증 후 완전 회복까지 걸리는 시간은 2개월 정도입니다.

■ 심근경색증 후 1주 경에는 병원 복도에서 걷다가 퇴원하게 되는데, 퇴원 후 운동량을 점차 늘리시다가 1~2개월 후부터는 정상적으로 운동하시고 직장에 복귀하셔도 됩니다.

■ 부부관계는 심각한 합병증이 없는 환자에서는 2주 이후부터 시작하시고 심근경색증 후 1개월까지는 주로 배우자가 적극적인 자세를 취한 후, 2개월 후부터는 정상적으로 실시하셔도 됩니다.

■ 무리한 육체적 운동전이나 부부관계 전에는 약을 한번 더 드시면 심장에 부담을 덜어 줄 수 있어서 좋습니다.

심근경색증 예방법은 어떠한 것들이 있습니까?

■ 규칙적인 운동으로 적절한 체중을 유지하십시오.

■ 고혈압, 당뇨병, 고지혈증이 있으시면 잘 조절하십시오.

■ 금연하시고 술을 절제하십시오.

■ 항간에서 많이 사용되는 단방 약에 의존하지 마십시오.

제3장 심장병 진단법

다른 병과 마찬가지로 심장병도 조기 진단에 의해 빨리 발견하여 초기에 적절한 치료가 무엇보다도 중요합니다.

특히, 심장병은 환자가 갑자기 사망하는 경우가 많으므로 심장병을 의심하게 하는 증상이 있을 때에는 지체 없이 심장병 전문의의 진찰을 받아야 합니다.

심장병이 의심되는 증상이 없을 경우에도 심장병에 걸릴 수 있는 가능성이 많은 경우 즉, 고혈압 환자가 담배를 많이 피우는 경우 등은 반드시 심장병 전문의의 진찰을 받아야 합니다.

다음에는 심장병의 진단을 위한 검사와 시술에는 어떠한 것들이 있는지 소개하고자 합니다.

가. 심전도

■ 심장에서는 자체에서 전기가 만들어집니다. 몸의 표면에서 피부에 부착한 전극 판을 통해서 그 전기를 기록할 수 있고 심장의 전기를 기록한 것이 바로 심전도(心電圖)입니다.

■ 심전도는 고통이 전혀 없고, 매우 싸고, 검사하는 데 1~2분밖에 소요되지 않지만 심장 전기의 발생과 전달의 이상, 심장의 구조적 또는 생리적 이상을 알 수 있어서 모든 심장병 환자에서 간편하게 항상 시행되고 있는 검사입니다.

■ 심전도는 부정맥이나 심근경색증과 같은 중요한 심장병을 진단하는 데 특히 좋습니다. 그러나 잠깐 있다가 저절로 소실되는 심장병의 경우에는 순간적인 심장 상태만을 기록하는 일반 심전도로는 진단이 안 될 수가 많으므로 이때는 휴대용 심전도 기록기를 통해 24~48시간동안 계속 심장상태를 기록하는 활동 중 심전도 (또는 홀터 심전도)나 증상이 발생한 경우에만 심전도를 기록하는 사건 기록 심전도 검사를 시행하기도 합니다.

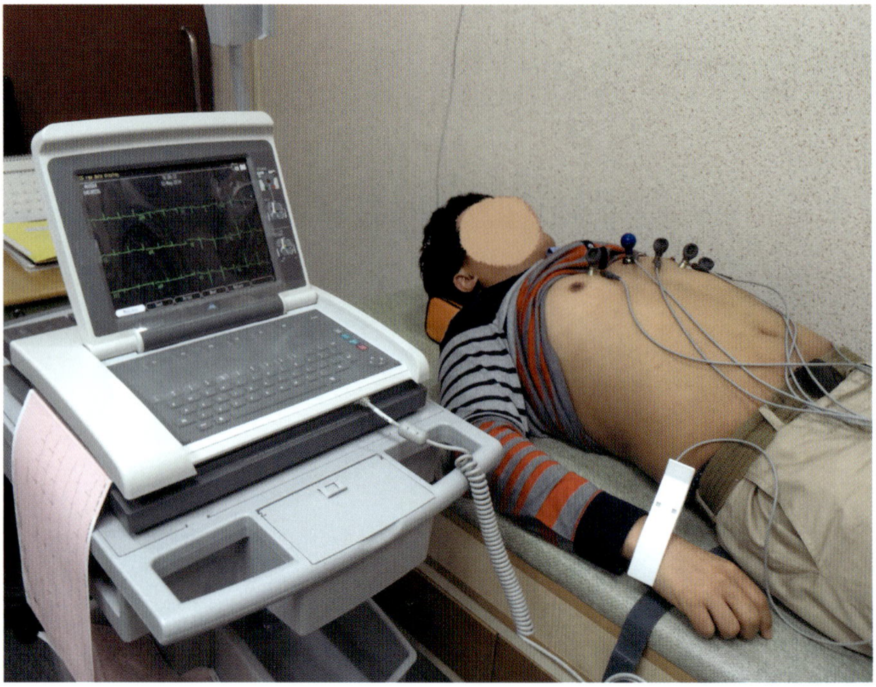

심전도 검사 장면

나. 흉부방사선 촬영

방사선을 이용하여 가슴을 촬영하는 방법으로서, 심장이 커지거나 폐에 피가 고인 폐울혈(肺鬱血) 등을 쉽게 진단할 수 있습니다.

다. 혈액 검사

피 속에 얼마나 많은 기름기가 있는지 알아 볼 수 있으며, 심근경색증 환자에서 심근이 손상될 때 피 속에 나타나는 심근 효소 등을 측정할 수 있습니다. 피 속에 기름기가 얼마나 있는지 알아보는 검사는 식사를 하지 않고 하는 것이 정확합니다. 따라서 심장병 환자는 혈액검사를 하시러 올 때에 아침 식사를 하지 말고 병원에 오십시오.

라. 심장 초음파 검사

- 심장 초음파 검사는 인체에 무해한 초음파를 이용하여 심장과 대동맥을 피 한 방울 흘리지 않고도 모든 방향에서 절단된 단면을 볼 수 있게 하여, 심장과 혈관의 내부 구조 및 기능을 정확하게 파악할 수 있게 하는 검사로서 심장병 진단에 매우 중요한 검사입니다.
- 과거에는 심도자 검사나 심혈관 조영술을 통해서만 알 수 있었던 것들도 심장 초음파검사 만으로도 정확한 진단이 가능한 경우가 많아서, 고통스럽고 불편한 심도자 검사나 심혈관 조영술을 받지 않게 되는 환자도 많습니다.

- 심장 초음파검사는 심장병 진단에 있어서 필수적인 검사의 하나가 되었으며, 검사 소요시간은 20~30분 정도이고 복부 초음파검사와는 달리 금식하지 않아도 됩니다.
- 최근에는 조직 도플러나 3차원 심초음파와 같은 최신의 심초음파 기법이 가능한 심초음파 기기가 도입되어 심장의 구조와 기능 및 치료에 대한 적절성 평가에 매우 유용한 정보를 주어 환자의 치료에 도움을 주고 있습니다.

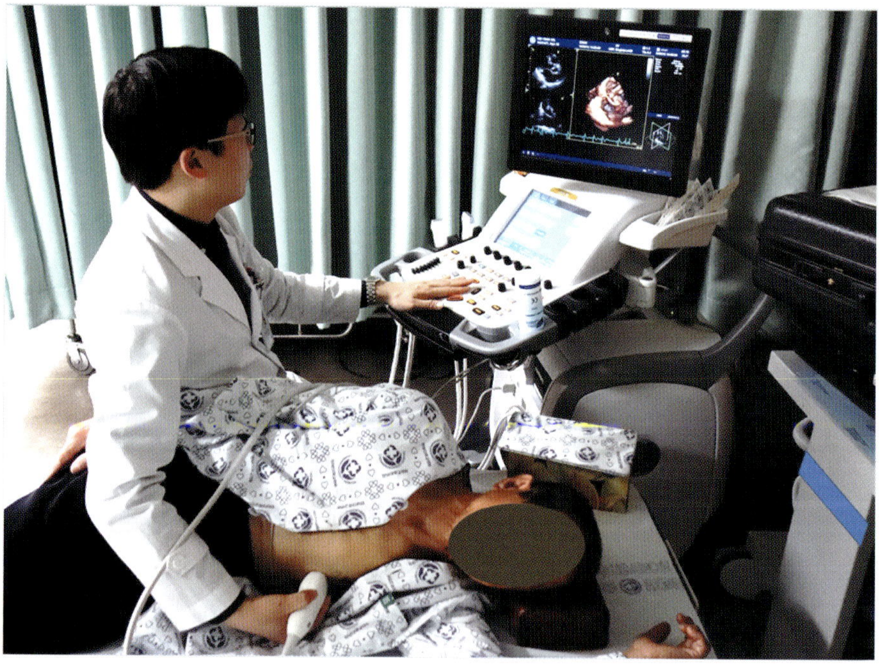

심장 초음파 검사 장면

마. 운동 부하 검사

■ 운동을 하면서 심장의 활동력을 측정하는 방법으로서 가슴에 심전도를 붙이고 팔에는 혈압계를 달고 벨트 위를 달리는 검사로서, 3분 간격으로 벨트가 돌아가는 속도가 빨라지고 경사가 급해지게 되어 시간이 흐를수록 빨리 힘차게 뛰어야 합니다. 심장병을 진단하고 치료 효과를 판정하고 운동 처방을 내리는 데 매우 중요한 검사입니다.

■ 운동 부하 검사는 약 30분 가량 걸리며, 검사 전에 가벼운 복장으로 오고 가능하면 식사를 하지 않고 뛰는 것이 좋습니다.

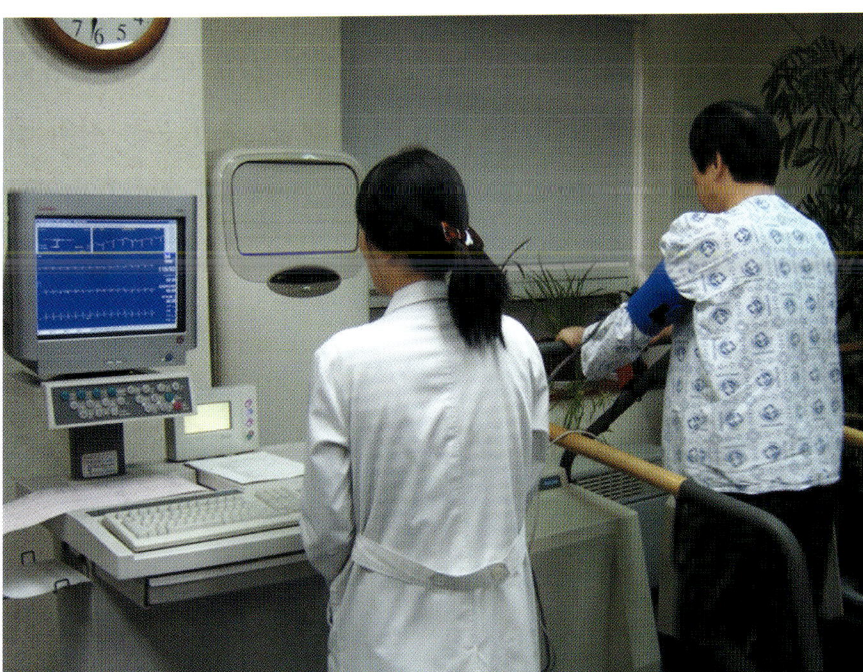

■ 동맥경직도 검사는 혈관을 흐르는 혈류의 속도, 파형 및 압력을 사지의 혈관에서 측정하여 구하게 됩니다. 검사는 10~15분 정도 소요되며, 환자 분은 특별한 준비 없이 검사용 침대에 누워계시면 심전도 검사와 비슷하게 시행됩니다.

■ 동맥경직도 검사와 더불어 상완-발목 지수 측정이 동시에 이루어지므로 말초혈관의 폐쇄 여부도 동시에 평가할 수 있는 장점이 있습니다.

아. 전산화 단층촬영(CT)에 의한 관상동맥조영술

■ 심장의 움직임은 매우 복잡한 장기이어서 CT를 이용한 관상동맥 조영술이 어려웠으나 최근 과학 기술이 발전하여 계속 움직이는 심장의 영상을 얻을 때의 어려움을 극복할 수 있는 다채널 컴퓨터 전산화 단층활영(Multi-Detector Computed Tomography; MDCT)이 개발되어 근래에는 연구 및 임상 분야에서 이의 사용이 증가하고 있습니다.

■ 환자분은 검사 당일에는 금식하셔야 하고, 맥박 수 조절을 위해 알약을 검사 전에 드시게 됩니다. 실제 검사 시간은 매우 짧아서 일반 CT를 촬영하는 것처럼 5분 정도 촬영 기계에 누워있으면 검사가 끝나며 실제 관상동맥 조영술에서와 비슷한 영상을 얻게 됩니다.

■ CT 관상동맥 조영술의 적응증은 다른 비침습적 검사에서 관상동맥 질환의 진단이 애매한 환자나 저위험군 환자에서 관상동맥질환의 평가, 관동맥 우회술 후의 이식 혈관 평가에 사용이 추천되고 있습니다. 또한 관상동맥의 선천성 기형 및 다른 질환과의 감별에도 유용하며 최근에는 비침습적으로 관상동맥 경화반의 평가에 이용하려는 연구도 진행 중에 있습니다. 하지만 아직까지 대규모 연구가 없어 저위험군에서 선별 목적으로 이용할 것을 권고하고 있으나 추후 연구 결과에 따라 적응증은 더 다양해질 수 있으리라 판단됩니다.

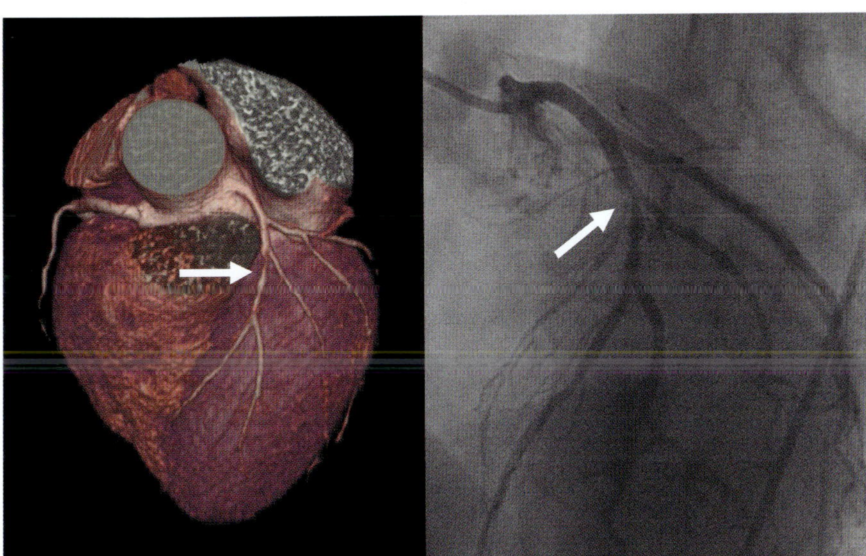

CT를 이용한 관상동맥 조영술(좌측)을 통해 실제 관상동맥 조영술(우측)과 같은 부위의 관상동맥 협착을 진단할 수 있음.

자. 심도자 검사 및 심혈관조영술

- 심장 질환의 특수 치료를 위해 실시하는 정밀 검사입니다.
- 심장과 혈관 안에 가느다란 관(카테타)을 손목이나 사타구니 혈관을 통해 집어넣고 압력이나 산소 포화도를 측정하는 방법을 심도자 검사라고 합니다. 또한 심장이나 혈관 내에 조영제라고 하는 특수한 약물을 주입하여, 심장이나 혈관의 구조적 이상이나 기능적 이상을 정밀 진단하는 방법을 심혈관 조영술이라 합니다.
- 가느다란 관은 국소마취 하에 삽입하므로 국소마취 시에만 약간의 통증이 있을 뿐 큰 불편은 없습니다.
- 심근증이나 심장이식 환자의 경우는 심장 근육의 이상을 진단하고 치료에 대한 반응을 검사할 목적으로 심근조직 검사를 같은 방법으로 시행하기도 합니다.
- 심도자 검사나 심혈관 조영술은 검사 목적에 따라 차이가 있으나 대개 30~60분 정도 소요됩니다.
- 팔목 혈관이나 사타구니 혈관을 이용하여 시행한 경우에 당일 퇴원할 수도 있으나, 대부분 도관 삽입 부위의 완전한 지혈을 위해서 검사 다음 날 퇴원하는 것이 일반적입니다.

■ 심도자 검사를 시행하는 90% 이상의 환자들은 협심증이나 심근경색증의 진단 하에 관상동맥 중재술이나 관상동맥 우회술을 받기 위한 관상동맥 질환자들입니다.

관상동맥 조영술(冠狀動脈 造影術)이란 무엇입니까?

관상동맥 조영술이란 심장 혈관을 촬영하는 방법을 말합니다. 심장에는 심장자체에 혈액을 공급해 주는 혈관이 있으며, 마치 사슴의 뿔 모양으로 생겼다고 해서 관상동맥이라 합니다. 이 관상동맥의 안쪽 벽에 지방성분, 혈전 등이 차서 혈관이 막히는 동맥경화가 발생하거나 혈관이 심하게 수축하면서 피의 흐름이 감소되어 가슴에 통증을 유발합니다. 이러한 경우에 혈관이 잘 보이도록 해주는 약물(조영제)을 가느다란 튜브(심도자)를 통하여 방사선 촬영을 하면서 영화를 찍듯이 움직이는 심장과 관상동맥을 촬영합니다. 이 관상동맥 조영술은 막힌 혈관의 부위와 심한 정도를 밝혀주는 중요한 방법이고 약물로 치료할 것인지 관상동맥 확장술을 받을 것인지 수술할 것인지 향후 치료방법을 결정하는 데에 결정적인 역할을 하는 검사입니다.

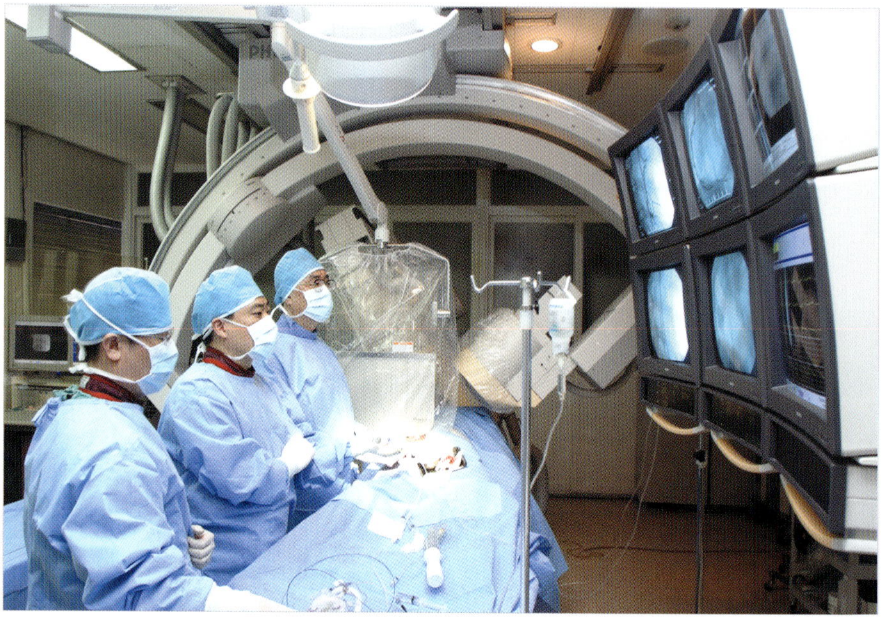

관상동맥 조영술 장면

관상동맥 조영술 검사 전에 약은 어떻게 복용합니까?

검사 전에는 음료수나 음식을 먹지 않는 것이 좋고 검사 전에 필요한 약물은 소량의 물과 함께 담당의사나 간호사의 지시에 따라 복용하시는 것이 좋습니다. 평소의 약물은 그대로 복용하시고 당뇨병 환자는 인슐린이나 혈당 강하제를 검사 당일에는 사용하지 마십시오. 심혈관 조영실로 출발 전에 간호사나 병실 담당의가 주는 긴장을 풀기 위한 약간의 긴장 완화제와 알레르기 (allergy) 반응을 억제하는 약물을 복용하시기 바랍니다.

심혈관 조영실로 출발 전에는 어떻게 합니까?

소변을 미리 보고 속옷을 벗고 환의만을 입으십시오. 안경은 그대로 써도 됩니다. 정맥 혈관 주사선과 소변을 보기에 편하도록 부착한 선을 주의하고 심혈관 조영실에 도착하여 불편한 점이 있으면 간호사나 의사에게 언제든지 문의하시기 바랍니다. 월경이 예상되는 여자 환자는 미리 병실 간호사에게 얘기하시고 관상동맥 조영술 예약 날짜를 정하실 때 고려하십시오.

■ 검사방법은 다음과 같습니다.

심혈관 촬영실에 들어가면 혈관 촬영 검사를 받는 검사대 위로 옮기게 되고 방사선 기계가 돌아가며 심장과 관상동맥을 촬영하게 됩니다. 검사를 하는 의사는 수술복과 모자, 마스크를 하며 세균 감염을 예방하고 납으로 만든 옷을 입어 방사선에 대해 보호합니다. 환자가 받는 방사선 양은 그다지 않으므로 안심해도 됩니다. 환자의 몸에는 심전도를 붙여 심장의 전기 활동을 관찰하고 혈관을 뚫을 부위인 팔목이나 사타구니에 소독을 하고 국소 마취제를 주사한 다음, 심도자를 넣게 되는데 처음에 국소마취제를 맞으실 때만 치과 치료를 받으실 때와 비슷한 통증이 있고 곧 편안해집니다.

심도자 검사는 검사 의사가 방사선 기계를 보면서 심장까지 위치시킨 다음 관상동맥에 조영제를 주입하면서 관상동맥을 촬영하게 되며 촬영시에 잠시 동안 약간 몸이 뜨거워지는 느낌이 들 뿐, 아무런 이상을 느끼지 못합니다.

혹시 숨을 들이쉬고 숨을 참으라고 하든지 기침을 하라고 말씀드릴 때는 의사의 지시에 따라 하면 문제가 없습니다. 촬영 도중에 가슴이 아프거나 어떠한 불편한 점이 있으면 곧 도와 드립니다.

시술이 끝나면 어떻게 됩니까?

검사 의사가 심도자를 꺼낸 후에 혈관을 뚫었던 부위를 출혈을 방지하기 이해 눌러서 지혈을 시키고 소독을 해드립니다. 사타구니 혈관을 이용하여 조영술을 시행한 경우 혹시 혈관을 눌러서 지혈하는 기구나 모래주머니를 약 2시간 가량 올려놓을 수도 있습니다. 간호사가 혈압과 맥박을 수시로 잴 것입니다. 이때 가슴에 통증이 있거나 불편한 점이 있으면 얘기하십시오. 관상동맥 조영술 후에는 조영제를 씻어내기 위해 가능하면 물을 많이 드시고 소변을 받아 양을 재십시오. 혈관을 뚫은 자리는 검사 후 6시간이 지나면 완전히 아물게 되어, 침대에서 내려와 가까운 화장실에 갈 수도 있습니다. 다만 가능하면 12시간 동안은 조심하고 혹시 혈관을 뚫은 자리에서 피가 나오면 손가락 3개로 즉시 누른 다음, 병실 간호사나 담당 의사에게 즉시 연락하십시오. 최근에는 환자분의 빠른 회복과 퇴원을 위해 대부분의 경우 팔목 혈관을 이용하여 관상동맥 중재술을 시행하고 이 경우는 더 빨리 움직일 수 있습니다.

관상동맥 조영술의 합병증은 어떠한 것이 있습니까?

관상동맥 조영술은 비교적 안전하고 별다른 불편함이 없는 검사입니다. 흔한 합병증으로는 혈관을 뚫었던 부위에 혈종(피멍)이 생길 수 있으나 수일이면 흡수되지만 고혈압 환자는 주의하여야 합니다.

혈관 촬영 중에 일시적으로 화끈한 기분과 함께 가슴이 아플 수도 있으니 의사나 간호사에게 얘기하면 됩니다. 혈관 촬영에 쓰이는 조영제에 대한 알레르기로 인하여 혈압이 떨어질 수도 있습니다.

환자가 알레르기 체질이면 담당의에게 꼭 얘기해 주십시오.

매우 드물게 부정맥, 뇌경색증 및 뇌출혈, 동정맥류, 동맥류, 폐동맥 색전증, 정맥혈전증 등의 합병증이 발생할 수 있고 이러한 경우는 심한 동맥경화증을 동반하고 있는 환자에게 주로 발생합니다. 전체 부작용의 발생 빈도는 0.1%~0.5% (1,000명 중 1~5명) 정도입니다.

퇴원 시에 주의할 점은 무엇입니까?

관상동맥 조영술을 받으신 후에 외래로 통원치료를 권장 받으신 환자 들은 대부분 검사 다음날 퇴원하게 됩니다. 투약 받은 약물을 확인하고 순환기 내과 외래에 예약할 때는 요일, 시간 및 담당 교수명을 확인해 주십시오.

귀가하신 후에도 3일간은 무거운 물건을 들거나 자전거 타기, 오랜 시간동안 운전, 성행위 등을 가능하면 금하는 것이 좋습니다. 혈관을 뚫은 부위에 통증이 있거나, 빨갛게 달아오르거나 혈관을 뚫은 팔이나 다리가 차가워지고 파랗게 변하면 즉시 순환기내과 외래로 오시기 바랍니다.

혈관을 뚫은 부위의 출혈에 대한 응급조치는 손가락 3개를 이용하여 10분간 누르시면 지혈이 될 것입니다.

직장의 복귀는 대개 2~3일이면 가능하고 직업의 종류에 따라 약간의 차이는 있습니다.

입원은 언제하며, 관상동맥 조영술 검사와 관상동맥 확장술의 비용은 얼마나 듭니까?

관상동맥 질환으로 관상동맥 조영술을 시행하기로 예약된 환자는 검사 하루 전에 입원해야 합니다. 예약 날짜를 기다리는 동안이라도 가슴 통증이 더 심해지거나, 기간이 길어지거나, 횟수가 많아지면 곧바로 응급실이나 외래로 와서 문의하여 주십시오. 검사비용은 개인에 따라, 처치 내용에 따라 다릅니다.

관상동맥질환으로 관상동맥 조영술만 시행한 후 다른 처치가 필요 없이 약물로 치료가 가능하고 보험 환자인 경우 평균적으로 70만원 정도의 비용이 필요합니다.

보통 관상동맥 조영술에서 관상동맥이 좁아지거나 막힌 병변 부위가 발견된 경우에는 수술 당일 순환기내과 교수들이 토의 후 담당 의사를 통해 시술여부를 설명하고 관상동맥 확장술을 시행합니다.

응급 환자이거나 병변 부위가 짧고 치료하기 쉬운 경우에는 관상동맥 조영술 실시 직후에 관상동맥 확장술을 시행할 수 있으며, 시술 교수가 직접 환자 보호자에게 설명을 드린 후 동의를 구하고 실시합니다. 풍선도자를 이용한 관상동맥 확장술을 시행했을 경우에는 평균 비용이 약 100~150만원 정도가 됩니다.

관상동맥 확장술로 만족할 만한 결과를 얻지 못할 경우나 다시 좁아질 가능성이 높은 병변 부위에 대해서는 스텐트라고 하는 특수 금속으로 된 스프링 같은 것을 넣을 수 있으며, 스텐트 재료비가 약 200만원 정도이고, 그 외에도 혈관내 심초음파, 죽상종 제거술, 혈관 내 도플러, 혈관 내 압력측정 등과 같은 특수 검사 및 치료는 의료 보험 혜택이 되지 않아서 약 150~300만원 정도 추가될 수 있습니다. 스텐트 시술의 경우, 대한 순환기 학회에서 노력한 결과 일부 환자의 경우 1998년 9월 1일부터 의료 보험 혜택을 받을 수 있게 되어 있으며, 개인당 평생 3개까지의 스텐트를 사용하는 경우에는 보험 혜택을 받을 수 있습니다. 또한 풍선 확장술을 시도했으나 혈관이 다시 막히거나 혈관이 효과적으로 잘 넓혀지지 않은 경우, 혈관을 풍선으로 넓혔으나 다시 좁아진 재협착 병변, 수술 받았던 혈관이 다시 좁아지는 경우 등은 의료 보험 혜택을 받을 수 있게 되었습니다. 저희 전남의대 순환기 내과 의료진들은 모든 환자들이 의료 보험 혜택을 받을 수 있도록 노력하고 있으나, 부득이 의료 보험 혜택을 받지 못하게 되는 스텐트 시술 등에 대해서는 담당 교수나 담당의사가 자세히 설명해 드리고 있습니다.

차. 심전기 생리 검사

- 심장의 전기 생리검사(電氣生理檢査)는 심장에서 발생하는 부정맥의 원인과 발생기전을 규명하고 가장 적절한 치료 방법을 찾기 위해 시행하는 검사입니다. 심도자 검사나 심혈관 조영술과 비슷한 방법으로 시행하는데, 이들과 다른 점은 속이 빈 관 대신에 전기를 보내고 탐지할 수 있는 전선과 같은 전극 도자를 사용한다는 점입니다.
- 전기 생리검사는 심장내 주요 부위에 위치된 전극 도자를 통해서 심장에서 생성된 전기 자극의 생성 부위와 전달 과정을 파악하고, 심장에 가한 자극이나 약물에 대한 반응을 분석함으로써 부정맥의 원인과 발생기전을 규명하고 가장 적절한 치료 방법을 찾는 것인데, 소요시간은 30~90분 정도 소요된다. 대개 검사 전날 입원하고 검사 다음 날 퇴원합니다.

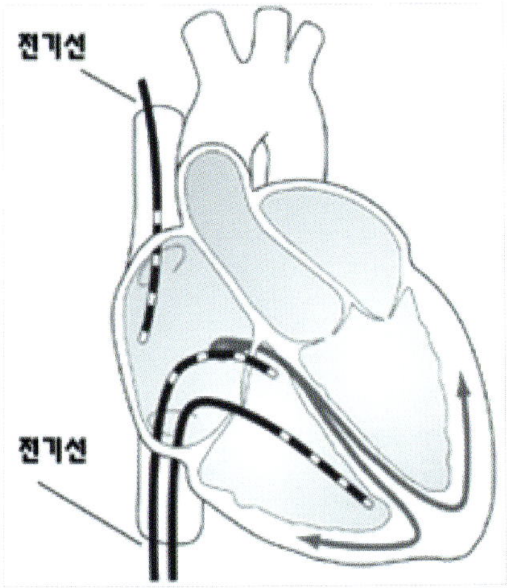

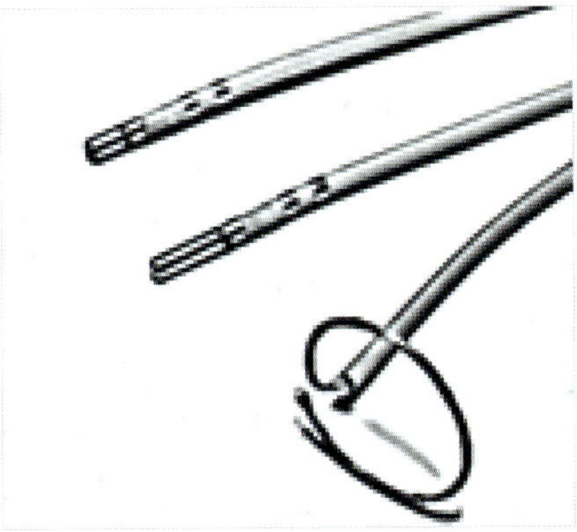

심전기 생리 검사. 심전기 생리검사는 사타구니나 빗장뼈 아래에 있는 정맥과 동맥을 통해 가는 전기선을 심장안에 삽입하고 전기선을 통해 심장에서 발생하는 전기를 기록하고 심장에 전기 자극을 가하여 반응을 분석함으로써 부정맥의 원인을 규명하는 검사입니다.

카. 기립 경사 검사

- 원인 불명의 실신(失神)의 원인을 규명하는 데 가장 도움이 되는 검사입니다.
- 수평에서부터 90도까지 각도가 조절되는 검사대를 이용하여 교감신경을 자극하여 실신의 유발 여부를 관찰함으로써, 실신의 원인을 규명하는 검사입니다.
- 환자를 경사 검사대 위에 눕혀 놓고 검사대를 70~80도로 세우고 혈압과 심장박동 등의 변화와 실신의 유발 여부를 관찰

하여 실신이 자율신경계의 조절 이상에 의해서 초래되었는지를 확인하는 검사입니다.

■ 공복상태에서 시행하고 30~60분 정도 소요됩니다.

타. 심장 핵의학(核醫學) 검사

■ 관상동맥이 좁아진 경우에 방사성 동위 원소를 이용하여 관상동맥이 좁아진 부위와 피가 부족한 심근 범위를 쉽게 평가할 수 있습니다.

■ 작은 주사기로 소량의 방사성 동위원소(放射性 同位元素)를 주사 받은 후 누워서 감마 카메라로 찍습니다.

■ 검사는 공복 상태에서 시행하고 검사 시간은 약 2~4시간 정도 소요됩니다.

제4장 심장병 치료술

가. 관상동맥 질환에 대한 치료술

가슴에 통증 때문에 입원한 환자 중 약물에 반응하지 않는 협심증이나 심장 손상이 크고 피가 잘 통하지 않는 심근경색증 환자들에게 실시하며, 심장 혈관이 75% 이상 막힌 경우에 혈관을 넓히는 시술을 합니다. 순환기 내과 전체 입원 환자의 80%에서 관상동맥 질환에 대한 시술이 이루어지고 있습니다. 관상동맥 중재술의 방법에는 크게 다음과 같은 방법들이 있으며, 관상동맥 중재술 편에서 각각 자세히 설명 드리겠습니다. 관상동맥 중재술이 어려운 환자나 여러 관상동맥이 좁아지거나 막힌 경우에는 흉부외과에서 관상동맥 우회술을 실시합니다.

(1) **관상동맥 풍선확장술 :** 관상동맥이 좁아진 부위를 매끄럽고 부드러운 풍선을 이용하여 높은 압력을 주어 넓히는 방법

(2) **관상동맥 스텐트 삽입술 :** 풍선으로 넓힌 후에 스텐트라고 하는 금속 망을 이용하여 튼튼하게 넓히는 방법

(3) **관상동맥 죽상종 제거술 :** 다이아몬드 구슬이나 칼날을 이용하여 관상동맥 내에 생긴 죽상종을 깎아 내는 방법

(4) **관상동맥 우회술 :** 관상동맥 중재술이 어렵거나 여러 개의 혈관이 막힌 경우에 흉부외과에서 실시

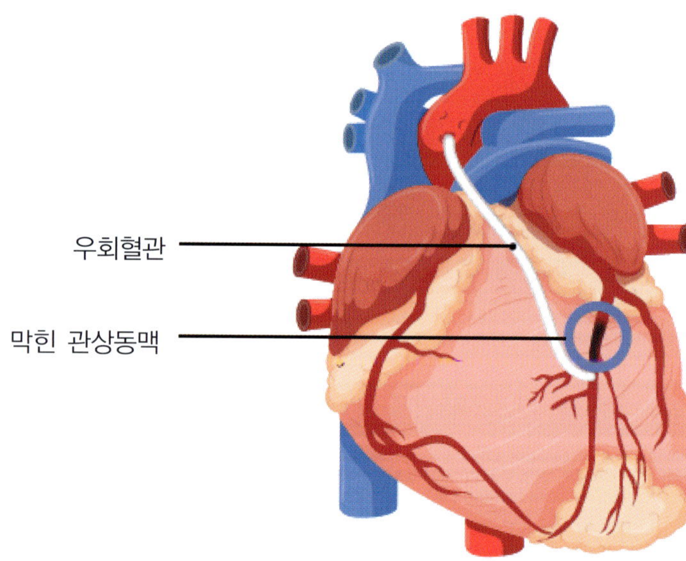

관상동맥 중재술이란?

- 막힌 관상동맥을 뚫는 시술을 말하며, 팔이나 다리의 혈관을 통하여 심장까지 들어간 다음, 가슴에 흉터를 남기지 않고 막히거나 좁아진 심장 혈관을 효과적으로 치료할 수 있는 시술 방법입니다.
- 관상동맥 중재술은 치료 기간이 짧고 성공률이 높으며 비용이 적게 듭니다. 2016년도 성공률은 4,282 예에서 시술하여 98%이었습니다.
- 전남대학교병원 순환기내과에서는 새로운 관상동맥 중재술 방법 및 풍선 도자나 스텐트 등을 1996년도에 국내 최초로 동물 심도자실을 설립하여 동물 실험과 임상연구를 통하여 계속 연구 개발 중입니다.

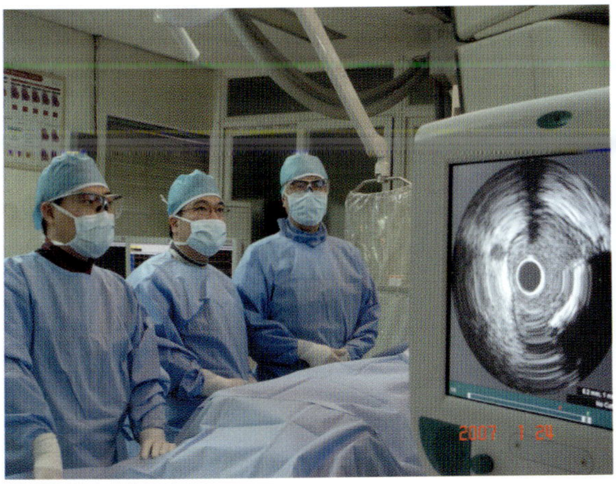
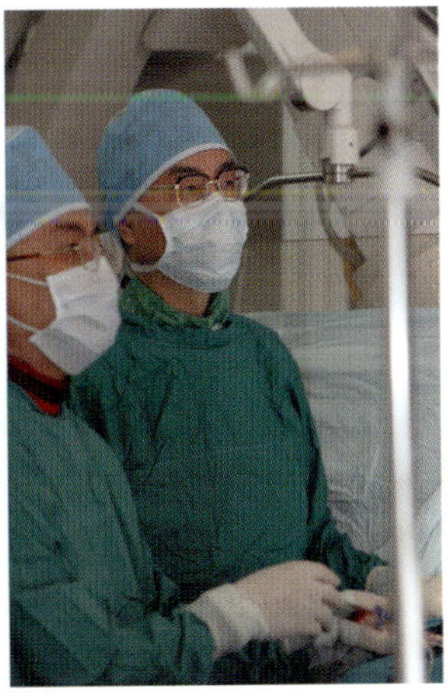

심도자실에서 시행하는 관상동맥조영술 시술 장면

관상동맥 풍선확장술이란?

■ 이 과정의 목적은 막혀 있는 동맥을 뚫어주는 것입니다. 때로 PTCA (percutaneous transluminal coronary angioplasty) 라고도 불리는 이 과정은 X레이실과 수술실의 중간 형태인 심혈관 조영실 (心血管 造影室, cardiac catheterization)에서 부분 마취 상태 하에 진행됩니다. 먼저 사타구니나 팔에 작은 구멍을 내고 여기에 막대 모양의 받침대를 삽입합니다. 그리고 이 받침대를 통해 혈관 속으로 '도자 (catheter, 導子)'라고 불리는 튜브를 밀어 넣습니다. 도자를 통해 대조용 조영제를 주입해서 의사가 TV 스크린이 딸린 X레이 기기인 형광 투시 장치로 관상동맥을 볼 수 있게 합니다. 관상동맥과 혈관의 막힌 부분을 볼 수 있게 된 상태에서 와이어와 끝에 작은 풍선이 달린 제2의 카테터를 받침대 속으로 밀어 넣습니다. 의사는 형광 투시 장치를 통하여 이 카테터의 움직임을 조심스럽게 관찰을 하면서 막혀 있는 관상동맥까지 이를 도달시킵니다. 이 카테터를 막힌 부분에 고정시켜 두고 풍선을 부풀려 지방 축적분을 혈관벽에 압착시킵니다. 이 방법을 통해 혈관 통행로가 넓어지고 혈액 순환은 원활해집니다.

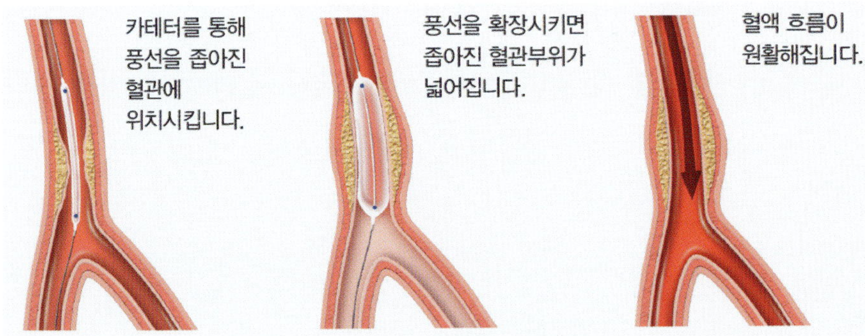

관상동맥 스텐트 시술이란?

■ 관상동맥 풍선 확장술과 비슷한 방법으로 시술하며, 특수 금속으로 된 스프링과 같은 물질로 혈관을 더욱 튼튼히 넓히는 방법으로서 스텐트는 강하면서도 혈전이 생기지 않도록 매끄럽게 처리합니다.

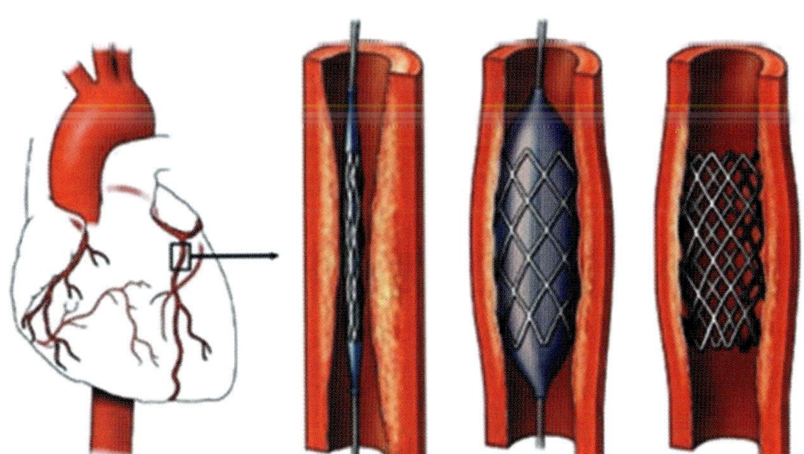

■ 전남대학교 병원에서는 한국 심혈관계 스텐트 연구소를 설립하여 동물 및 임상 실험을 통하여 국산 스텐트 및 새로운 약물 부착 스텐트를 개발하기 위해 노력하고 있습니다.

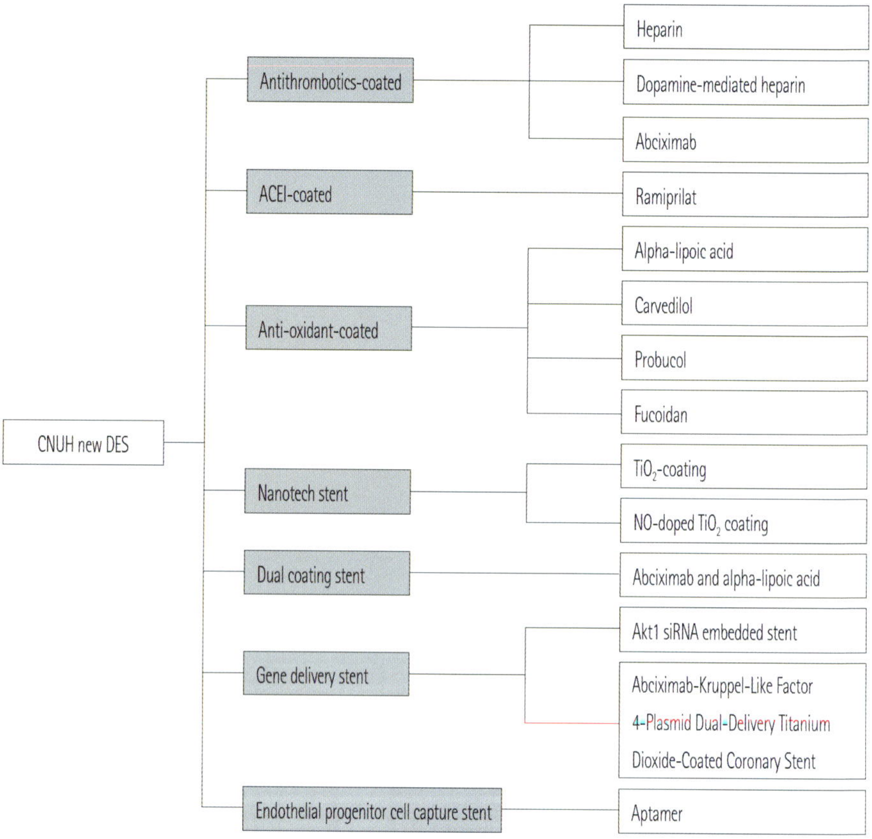

전남대병원 순환기내과에서 연구-개발한 약물용출 스텐트 종류

스텐트 시술과정

1) 풍선으로 넓혀 놓은 혈관은 다시 좁아질 수 있고 동맥 내의 지방분은 시간이 지남에 따라 다시 쌓일 가능성이 높습니다. 이렇게 혈관이 다시 좁아져서 재발하는 경우를 재협착(再狹窄)이라고 하며, 이러한 재발을 막기 위해 담당 의사는 관상동맥 속에 스텐트의 삽입을 권할 수가 있습니다. 스텐트는 풍선으로 혈관을 확장하고 난 직후에 삽입되는 경우가 많습니다.
2) 스텐트는 주로 스테인레스 강철제로 제작된 격자 모양의 작은 튜브로서 풍선이 달린 카테터를 통해 관상동맥 내에 삽입됩니다.
3) 의사는 막힌 혈관 속으로 카테터를 조심스럽게 밀어 넣은 뒤 풍선을 부풀립니다. 이를 통해 스텐트는 확장되어 혈관 벽에 압력을 가하게 됩니다.
4) 풍선에서 공기를 빼내고 카테터를 제거한 뒤에도 스텐트는 막힌 혈관이 있던 자리에 그대로 머물게 됩니다. 이 스텐트는 혈관을 넓혀주는 역할을 하며 혈액순환을 원활하게 하여 관상동맥 질환의 재발 가능성을 많은 예에서 줄여줍니다.
5) 초창기에는 금속으로만 된 스텐트를 삽입하였으나 재협착의 빈도가 높아 이후 스텐트에 재협착을 억제하는 약물을 코팅한 스텐트가 개발되었습니다(DES : Drug eluting stent). 최근에는 재협착과 스텐트내 혈전을 예방하기 위해 일정 시간 후 저절로 혈관 안에서 녹아 없어지는 스텐트 (BVS : Bioresorbable vascular scaffold)도 개발되어 재협착의 빈도나 스텐트내 혈전의 빈도가

관상동맥 중재술의 성공률은?

■ 2013년도에 전남대학교 병원에서 관상동맥 중재술을 시술 받은 3,479예의 성공률은 98%이며, 75세 이상 고령 환자 군에서도 97%로서 세계적인 수준입니다.

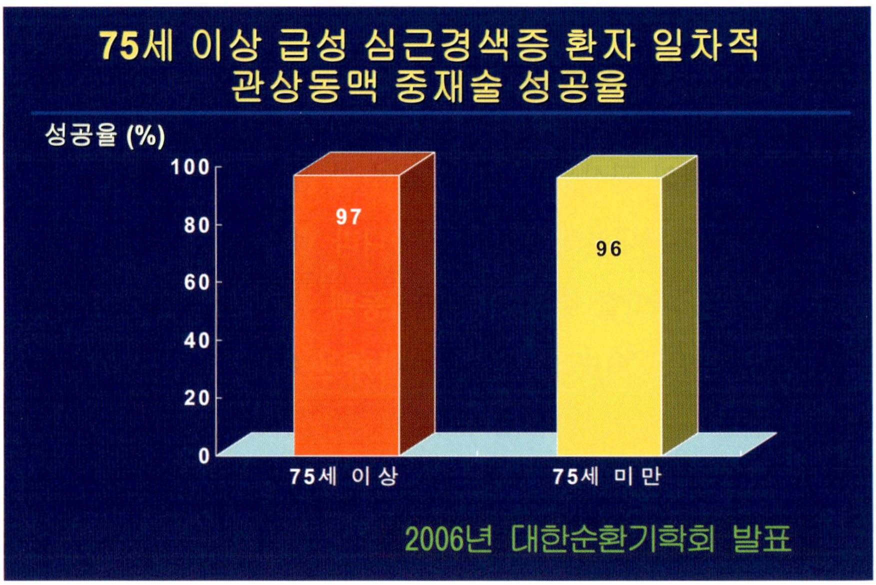

증례 : 관상동맥의 가장 중요한 부위인 좌전하행지 시작 부위가 심하게 좁아진 63세 협심증 환자를 스텐트를 이용하여 성공적으로 치료한 환자로서 시술 6개월 후에 관상동맥 조영술과 관상동맥내 심초음파를 재시행한 결과 상태가 매우 좋았던 환자임

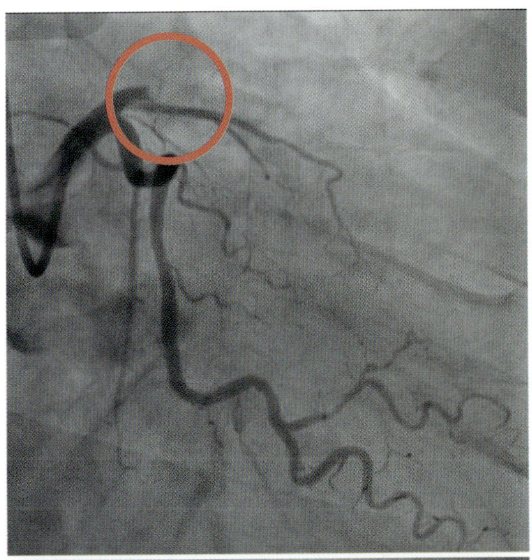

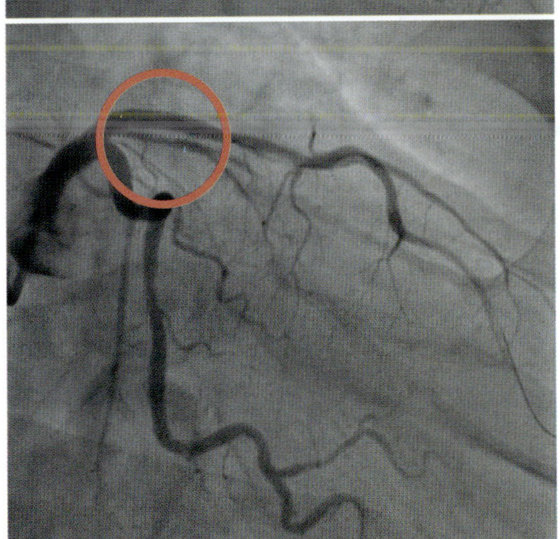

나. 심장판막 질환에 대한 시술

(1) **풍선 판막 확장술** : 풍선을 이용하여 좁아진 판막을 넓히는 방법

(2) **판막 이식술 (인공판막, 조직판막, 자가판막)** : 심장 판막이 심하게 상한 경우에 판막을 이식하고 금속으로 된 판막을 넣거나 소나 돼지의 심낭 조직으로 판막을 만들어 넣는 조직 판막도 많이 이용됩니다.

다. 선천성 심장병에 대한 시술

(1) 심도자법을 이용하여 심장 내 구멍이나 불필요한 혈관을 막는 방법

특수 합금을 함유한 기구나 섬유조각 및 금속 코일 등을 이용하여 심방이나 심실에 뚫린 구멍이나 대동맥과 폐동맥이 연결된 부위 (대동맥관 개존증)를 폐쇄시키는 것입니다.

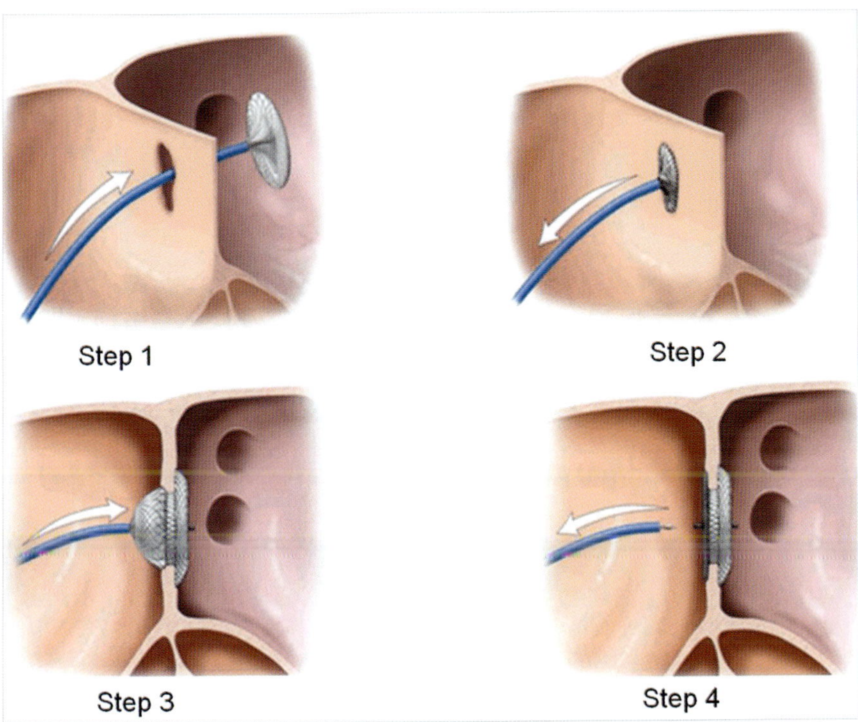

심방중격결손을 심도자법으로 치료하는 방법

(2) **수술** : 심도자법으로 치료하기 곤란한 심장병은 수술로 치료합니다.

라. 부정맥에 대한 시술

(1) 인공 심박조율기 이식술

- 인공 심박조율기란 심장에서 전기자극을 잘못 만들어 내거나 잘 전달되지 않아서 맥박이 매우 느려진 서맥증 환자에 대하여 심장이 정상적으로 뛰도록 해주는 기계 장치입니다.
- 인공 심박조율기란 기계 장치를 신체 외부에 임시적으로 장착하여 맥박이 정상적으로 뛰도록 해주는 임시형 인공 심박조율기와 영구적으로 살 속에 묻어두는 영구형 인공 심박조율기가 있습니다.
- 임시형 인공 심박조율기는 서맥이 일시적으로 발생하였다 회복될 가능성이 많은 경우나 영구형 인공 심박 조율기를 이식하기 전 기다리는 동안에 시술합니다. 수술은 국소 마취 하에서 시행하고 임시형의 경우에는 사타구니 정맥이나 쇄골하 정맥을 이용하고 소요 시간은 10~15분 정도입니다.
- 영구형의 경우에는 왼쪽 쇄골 밑에 3~4cm정도 피부를 절개하여 피하조직에 심박조율기를 삽입하는데 40~90분 정도 소요됩니다. 영구형 인공 심박 조율기의 수명은 기종이나 환자 개개인의 요구에 따라 다르나 보통 10~15년 정도 됩니다. 영구형 심박조율기 수술 후 3일째에 퇴원이 가능합니다. 실(수술 봉합사)은 보통 7일 후에 빼냅니다.

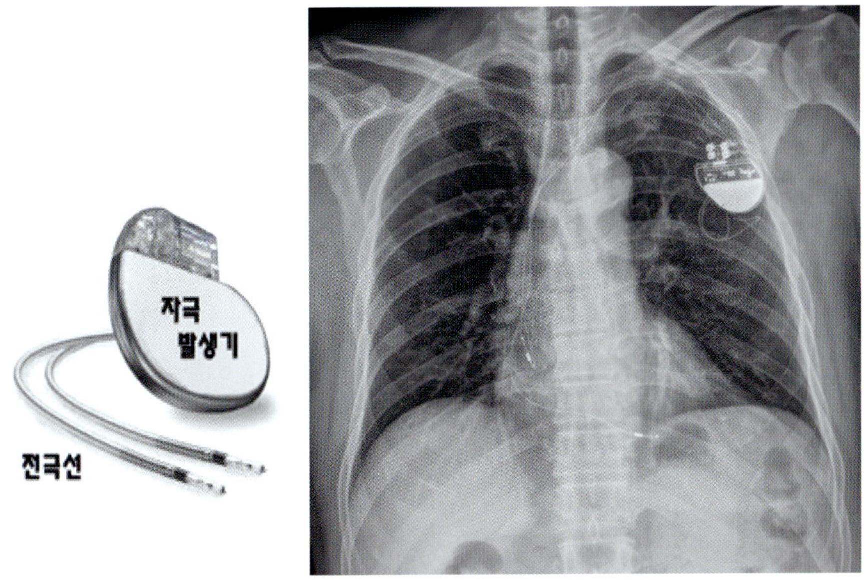

영구형 인공 심박동기 및 시술 환자의 흉부 방사선 사진

(2) 자동 심실 제세동기 이식술

- 돌연사 또는 급사는 대부분 심실 빈맥이나 심실 세동에 의해서 발생하는데, 자동 심실제세동기는 이와 같은 악성 부정맥이 발생했을 경우 이를 감지하여 심장에 전기자극이나 충격을 가하여 이들 부정맥을 즉각적으로 중지시키는 장치입니다.
- 인공 심박 조율기에 비해서 크기는 약간 크지만 수술 방법은 같고 시술 시간은 90～120분 정도입니다. 자동 심실제세동기의 수명은 기종과 환자의 상태에 따라 차이가 많으나 통상 2～5년 정도입니다.

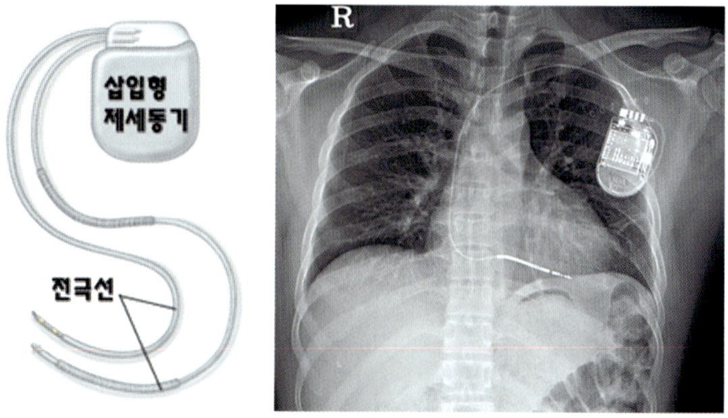

자동 심실 제세동기 시술 환자의 흉부 방사선 사진

(3) 전극도자절제술

■ 전극도자절제술은 심장 전기생리검사를 이용하여 부정맥의 원인이 되는 조직을 찾아서 그곳에 고주파를 방출하여 원인 조직을 파괴함으로써 부정맥을 근본적으로 완치시키는 치료 방법입니다.

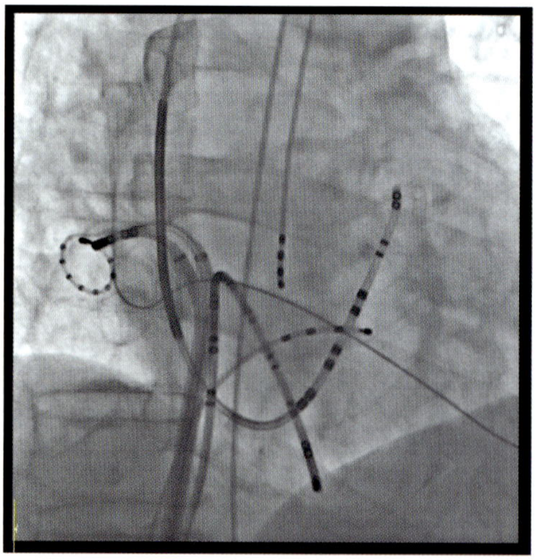
심전기 생리 검사 및 전극도자 절제술

■ 만성적으로 재발하는 빈맥의 대부분은 이와 같은 치료방법을 통해 완치될 수 있습니다. 전극도자절제술은 매우 안전하고 빈맥의 종류에 따라 성공률에 차이가 있으나, 흔한 빈맥증의 경우에 성공률은 95%이상입니다. 시술시간은 전기 생리검사를 포함하여 90~120분 정도입니다. 일반적으로 시술 전날 입원하고 시술 다음날 퇴원하고 시술 다음날부터는 일상생활이 가능합니다.

■ 근래에는 최신장비를 사용하여 환자분의 부정맥을 찾아내고 진단할 수 있습니다. 이 장비는 환자의 심장 구조를 컴퓨터 상에 3차원적으로 복제 하여 부정맥이 유발되는 부위와 통로를 검사하게 됩니다. 기존의 형광투시법 검사(X-ray)를 사용하지 않고도 심장 내에서 전극도자(Catheter)가 어디에 위치하고 있는지, 어디에서 움직이고 있는지를 볼 수 있습니다. 이처럼 새로운 장비는 환자분들에게 최상의 치료를 할 수 있도록 도움을 줍니다.

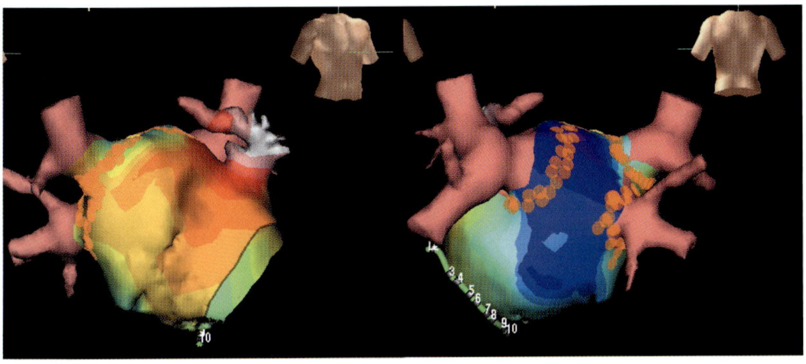

3차원 전기지도를 이용하여 부정맥 치료중인 사진

(4) 수술

- 부정맥의 원인 조직을 수술 칼로 자르거나 냉동 소작하여 전극 도자 절제술과 같이 빈맥을 완치시키는 방법입니다.
- 수술로 치료 가능한 빈맥은 전극 도자 절제술로도 가능하므로 동반된 심장병 때문에 개심술이 필요한 경우를 제외하고는 잘 이용되지 않고 있습니다.

마. 대동맥 질환의 혈관내 치료

(1) 혈관내 치료 방법

- 혈관내 치료 방법이란 몸 안의 주요 대혈관을 통해 병변 부위에 접근하여 풍선이나 스텐트 등을 이용하여 치료할 수 있는 방법입니다.
- 전남대병원 순환기내과에서는 수술을 시행하기 어렵거나 시행할 수 없는 환자에서 파열의 위험이 있는 대동맥류나 대동맥 박리증에 대해 혈관내 치료를 시행하고 있습니다.

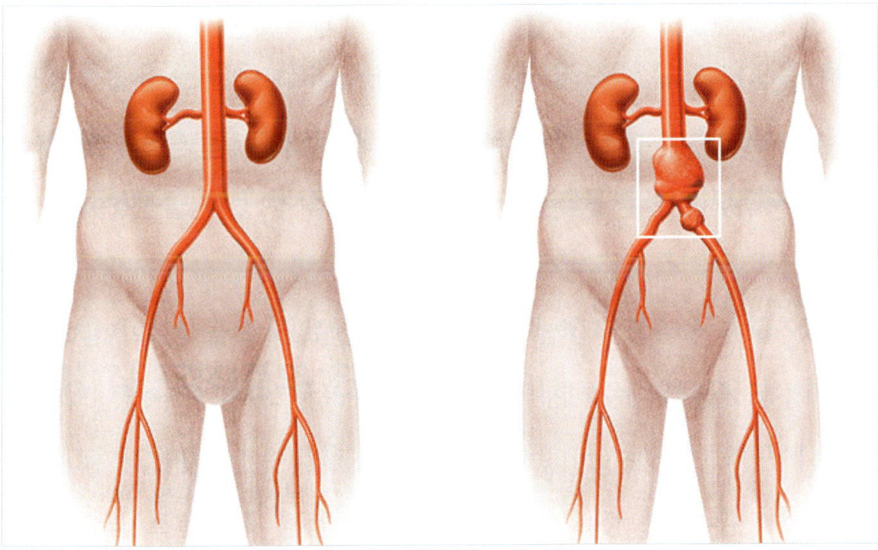

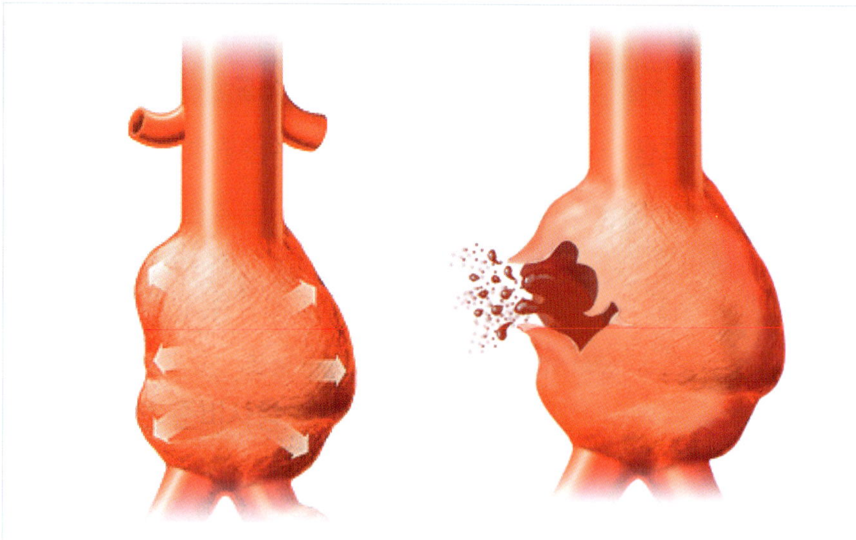

대동맥류의 파열

■ 혈관내 치료 방법은 수술적인 교정법에 비해 수술 이환률이 낮으며 입원 기간이 짧은 장점이 있습니다.

(2) 대동맥류에 대한 혈관내 치료 방법

■ 복부 대동맥류에 대한 치료는 과거에 일반적으로 시행하던 수술적인 방법 (혈관 치환술)이 있으며, 이는 혈관내 치료 방법에 비해 재시술을 받는 비율이 낮긴 하지만 치료 결과 및 환자들의 삶의 질에는 차이가 없습니다. 오히려 혈관내 치료를 시행하는 경우에 중환자실과 병원 입원 기간이 단축되며 치료 전후에 출혈 합병증이 적습니다.

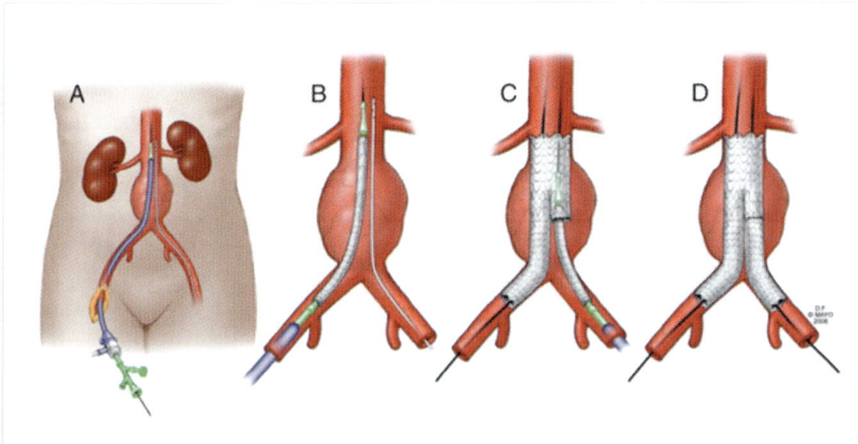

■ 시술은 대개 전신마취 하에 시행되며 경험이 풍부한 순환기내과 의료진과 마취과 의료진의 협진 하에 시행되므로 시술시 합병증 발생률은 낮습니다.

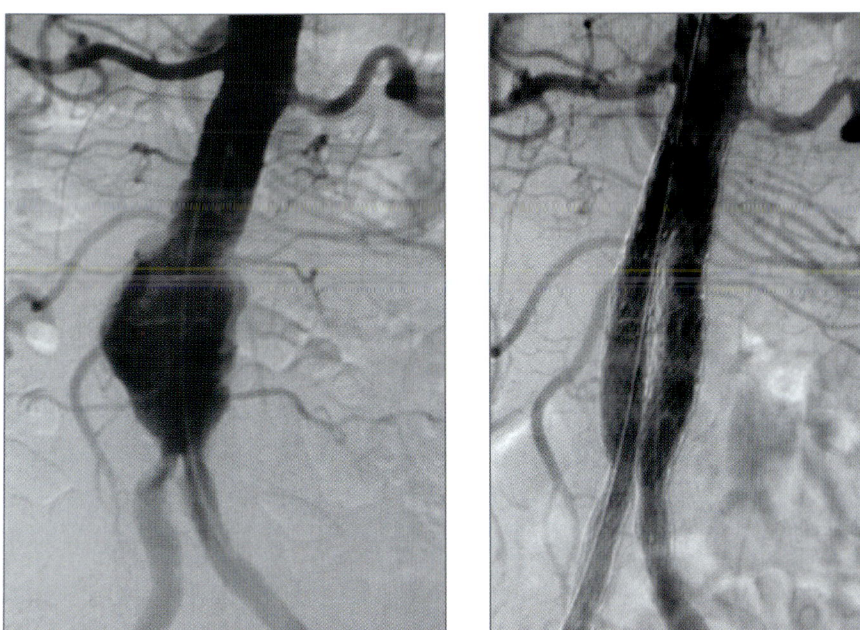

복부 대동맥류의 시술 전(좌)과 후(우)의 혈관 조영술

■ 최근에는 복부 대동맥류에 비해 위험도가 더 높은 것으로 알려진 흉부 대동맥류나 대동맥 박리에 대해서도 혈관내 치료 방법으로 치료하여 좋은 치료 성과를 내고 있습니다.

바. 심부전의 치료: 심장 재동기화 치료

(1) 심장 재동기화 치료란?

- 심장이 제대로 혈액을 뿜어내려면 양심실이 동시에 수축하여 펌프질을 해야합니다. 하지만 심부전이 심해지면 심실이 동시에 수축하지 못해 심장의 펌프 기능이 떨어집니다. 심장 재동기화 치료는 이러한 환자에서 특수한 기기를 몸속에 이식하여 양심실이 동시에 뛰도록 도와주는 치료 방법입니다.
- 모양은 그림과 같이 인공 심장박동기와 유사하게 생겼습니다.

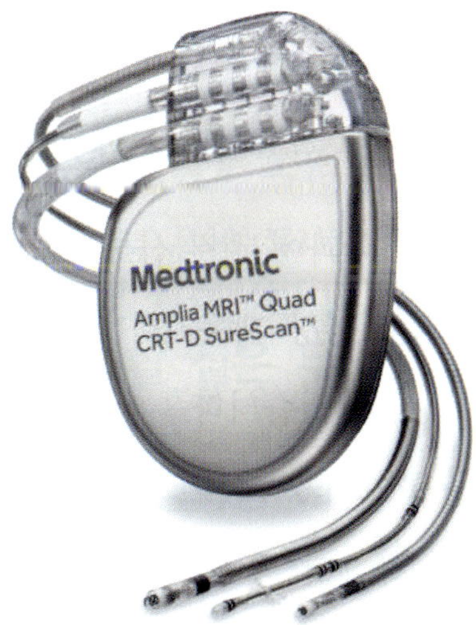

심장 재동기화 장치

경화를 억제할 수 있습니다.

2) 등 푸른 생선 (고등어, 청어, 참치, 삼치 등)은 지방을 저하시키고 혈전 예방에도 도움이 됩니다.

3) 마늘과 양파 등은 지방질을 저하시킵니다.

관상동맥 질환(협심증, 심근 경색증)과 같은 동맥경화가 있는 환자 분에게 좋은 음식과 많이 먹으면 나쁜 음식은?

	나쁜 음식	좋은 음식
곡 류	볶음밥, 스파게티, 라면, 자장면	쌀, 잡곡, 국수, 물냉면
어육류	소갈비, 등심, 안심, 소간, 돼지 갈비, 삼겹살, 닭 껍질, 곱창, 내장, 햄, 소시지, 베이컨, 오징어, 새우, 장어, 미꾸라지, 장어, 전복, 피조개	소살코기, 돼지살코기, 닭살코기, 도미, 가자미, 청어, 참치, 고등어, 동태, 갈치, 두부, 순두부, 콩비지
난 류	계란 노른자, 생선 알	계란 흰자
유지류	버터, 돼지기름, 닭기름, 야자유 (팜유), 코코넛유, 마요네즈, 프림	참기름, 들기름, 콩기름, 옥수수류, 마가린, 견과류
유제품	우유, 밀크 쉐이크, 생크림, 아이스크림, 치즈, 전지분유	저지방우유, 락토 우유, 두유, 샤베트, 탈지우유
야채류	잡채, 야채튀김, 야채샐러드	신선한 야채
제과류	케이크, 롤 케익, 도넛, 머핀, 패스츄리, 파이, 비스킷, 크래커, 쵸코릿	떡, 시리얼
외 식	탕류, 해장국, 곱창전골, 부대찌게, 중국음식, 뷔페	비빔밥, 국수, 한정식, 김밥, 생선구이, 매운탕

동맥 경화증이 있으면 고기는 먹어서는 안 됩니까?

1) 단백질은 우리 몸의 세포를 재생하거나 생성하는 데 절대 필요한 영양분이므로 기름기를 제거하고 살코기를 섭취하여야 합니다.
2) 기름기를 섭취하지 말라고 해서 고기를 아주 먹지 말라고 하는 것으로 오해하는 경우가 많습니다.
3) 뼈 국물은 기름기가 많으니 삼가십시오.

기름기(콜레스테롤)가 매우 많은 음식은 무엇입니까?

생선의 알(연어 알, 명란젓, 조기 알), 새우, 낙지, 굴, 간, 내장, 계란 노른자위 등에는 기름기가 매우 많으므로 조금만 먹거나 먹지 않는 것이 좋습니다.

술과 심장은?

- 소량의 술 (맥주 1잔, 소주 1잔, 포도주 2잔 정도)은 몸에 이로운 콜레스테롤 (고밀도 지단백 콜레스테롤)을 증가시키고 혈액 순환도 좋게 하지만,
- 과량의 술은 심장의 힘 (수축력)을 떨어뜨리고 심장을 불규칙하게 뛰게 만들고 (부정맥) 중성 지방을 증가시켜 동맥 경화를 촉진시킵니다.

담배와 심장은?

- 혈관을 수축시키고
- 심장이 불규칙하게 뛰는 부정맥(不整脈)을 유발하고
- 혈전(血栓)을 만들어 심장을 병들게 하고
- 각종 암의 원인이 됩니다.

담배는 혈관을 수축시키고 고밀도 지단백 콜레스테롤을 저하시키며 피를 엉키게 하는 혈청 피브리노겐을 증가시켜 혈전을 유발합니다. 따라서 심장병을 예방하고 치료하는 데 있어서 금연은 매우 중요합니다. 특히, 돌연사를 예방함에 있어서 금연은 매우 중요합니다.

담배는 왜 끊어야 합니까?

1) 담배를 피우면 환경을 오염시키고 아이들과 주위 사람들에게도 피해를 주고 돈이 낭비됩니다.
2) 담배 연기중의 일산화탄소가 헤모글로빈과 결합하여 산소와 결합할 헤모글로빈 수가 적어져 호흡곤란, 가슴 뜀이 발생합니다.
3) 동맥경화를 촉진하여 협심증, 심근경색증, 급사와 부정맥을 유발합니다.
4) 폐암, 폐기종, 후두암, 위암, 위궤양 등을 유발합니다.

5) 임산부 흡연은 신생아 사망률, 저 체중아 출산, 미숙아 출생률을 증가시킵니다.

금연 후에는 어떠한 증상이 생깁니까?

1) 금연 후에는 정신 불안, 초조감, 욕구 불만, 집중력 저하, 과식 및 흡연 욕구 등이 생길 수 있습니다.

2) 이러한 금단 증상은 대부분 운동이나 취미 활동, 교회 활동 등을 통하여 쉽게 극복할 수 있습니다.

금연 후에 체중이 증가하면 어떻게 합니까?

1) 금연한 사람의 1/3에서는 체중이 증가합니다.

2) 담배를 끊은 후에 식사 요법을 시작하고 운동을 시작하고 매일 체중을 측정하고 저 칼로리 음식을 가까이 하면 대부분 쉽게 조절됩니다.

금연을 하는 데 도움이 될 수 있는 방법은 무엇이 있습니까?

1) 껌을 씹거나 저 칼로리 과자, 과일을 먹습니다.

2) 빈손에 연필, 볼펜, 열쇠 고리, 호두, 십자가, 묵주 등을 지닙니다.

3) 심호흡, 목욕, 운동 등으로 긴장을 자주 풀어줍니다.

4 주간의 금연 프로그램

1 주째

1) 담배를 피우지 않아야 하는 이유를 조목조목 적어 놓고 매일 읽는다.

2) 담배 곽을 종이로 쌓아서 둔다.

3) 담배를 피울 때는 피우는 시간동안 무엇을 하였는지, 어떻게 느꼈는지, 담배가 자신에게 얼마나 소중한 것인지 생각하여 적어본다.

2 주째

1) 담배를 피우게 된 이유를 조목조목 적어본다.

2) 담배를 먼 곳에 두고 성냥이나 라이터를 가지고 다니지 않는다.

3) 담배를 일정한 시간이나 일을 할 때만 피운다.

3 주째

1) 2 주째의 지시를 계속한다.

2) 새로운 담배를 사지 않도록 노력한다.

3) 이틀간 담배를 피우지 않으려 노력한다.

4) 규칙적인 운동이나 취미, 교회 활동을 시작한다.

4 주째

1) 전혀 담배를 피우지 않는다.

2) 운동량을 늘리거나 취미, 교회 활동 시간을 늘린다.

3) 담배를 피우기 쉬운 환경을 멀리 한다.

4) 담배가 피우고 싶으면 가족들의 얼굴을 떠올리며 심호흡을 한다.

비만의 손쉬운 조절 방법은 무엇입니까?

1) 비만의 원인은 운동 부족과 과식입니다.

2) 운동은 에어로빅, 수영 등이 좋지만 직장 내에서도 많이 걷고 우선 엘리베이터를 이용하지 않고 계단을 오르고 내리는 손쉬운 방법을 이용하시고 만보계로 자신의 걸음걸이 수를 측정하십시오.

스트레스와 심장은?

- 스트레스는 누구나 비슷하게 받으며, 스트레스에 대처하는 방법이 문제가 되는 경우가 많으며,
- 스트레스를 받으면 심장에 해로운 호르몬이 증가하고 피 속에 지방성분을 증가시킵니다.

직장인에 많은 스트레스는 무엇입니까?

1) 직장인 모두가 비슷한 스트레스를 받습니다.
2) 과다한 업무량, 업무량이 너무 적거나 단순 반복 작업, 새로운 정보 및 아이디어 부족에 대한 기술적인 스트레스, 인사관리, 동료, 부하, 상사간의 대인 관계, 월급 액수, 소음, 조명, 환기, 온도, 출퇴근 시에 교통 혼잡, 주차 문제, 승진이나 가족 건강 문제, 자녀 교육 등의 스트레스 홍수 속에 살고 있습니다.

스트레스의 증상은 어떠합니까?

1) 쉽게 피곤합니다.
2) 자고 일어나도 머리가 개운하지 않고 피곤합니다.
3) 식욕이 없습니다.
4) 잠이 잘 안 오고 꿈이 많습니다.

5) 성욕이 감퇴합니다.

6) 어쩐지 기분이 나쁘고 일이 하기 싫습니다.

스트레스를 이기는 방법은 어떠한 것들이 있습니까?

1) 자신의 능력과 성격을 알고 다른 사람에게 지나치게 잘 보이려고 하지 않습니다.

2) 적절한 운동과 취미 생활이 도움이 됩니다.

3) 규칙적인 생활과 충분한 수면, 균형이 잡힌 식사를 합니다.

4) 조용히 심호흡을 하거나 음악을 듣거나 독서를 합니다.

5) 스트레스가 있으면 평소에 좋아하는 사람이나 친구와 대화를 합니다.

기쁨을 얻을 수 있는 열 가지 방법

1) 아침마다 일어나 기쁜 마음으로 일을 시작하십시오.

2) 마음이 괴로울 때도 침착하게 웃으십시오.

3) 나를 사랑하는 사람들이 늘 나와 함께 있다고 믿으십시오.

4) 사람들의 긍정적인 면을 살피는 데 쉴 틈 없이 전념하십시오.

5) 항상 슬픔을 멀리 하십시오.

6) 매사에 불평과 비판을 피하십시오. 불평과 비난보다 자기 스

스로를 더 좌절시키는 것은 없습니다.

7) 즐겁게 자신의 일터로 가십시오. 직장에서 모든 사람들과 편하게 지내도록 희생하고 남을 먼저 생각하십시오.

8) 자신을 찾아오는 방문객을 친절히 맞이하십시오.

9) 본인보다 더 불행하고 더 고통을 받는 주변 사람들을 생각하고 위로해 주십시오.

10) 가는 곳마다 기쁨을 주도록 노력하면 자신도 틀림없이 기쁨을 얻을 것입니다.

심장마비를 예방할 수 있는 6대 수칙

1. 담배를 피우지 않는다.

1) 흡연 충동 대처법

가. 시계를 보면서 3 분간 꾹 참는다.
나. 걷기 운동을 한다.
다. 냉수 한잔을 들이킨다.
라. 심호흡을 약 10회 정도한다.
마. 응급카드(예: 가족사진 혹은 금연서약서)를 꺼내본다.

2) 금연 행동 실천법

가. 라이터나 성냥을 가지고 다니지 않는다.

나. 주위 사람들에게 담배를 끊었다고 알리세요.

다. 술자리를 피하세요.

라. 은단, 껌, 사탕 등을 주머니에 넣고 다니세요.

마. 커피, 콜라 등 카페인 음료를 피하고 과일이나 쥬스 등을 많이 섭취하세요.

바. 식후 바로 양치질을 하세요.

사. 규칙적인 운동을 하세요.

아. 니코틴 패치를 붙이세요.

• 음식을 먹은 후 양치질로 입안을 상쾌하게

• 금연을 지지하는 친구와 가족에게 전화하기

• 커피와 술을 피하기

• 흡연 욕구를 자극하는 음식이나 고지방 음식 피하기

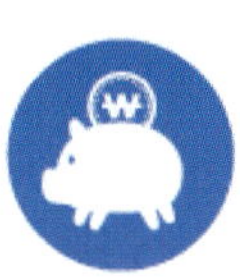

• 담배 값을 저금하는 금연 저금통 만들기

• 흡연욕구가 강할 때에는 물 한 컵, 스트레칭 하기

• 규칙적으로 운동하기

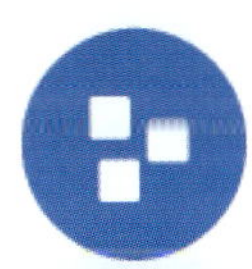

• 입이 심심할 때 먹을 수 있는 껌, 은단 등 휴대하기

• 손을 놀릴 수 있는 도구 휴대하기

2. 고혈압은 반드시 치료한다.

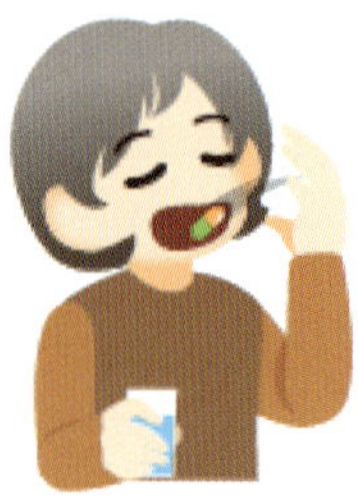

약물요법

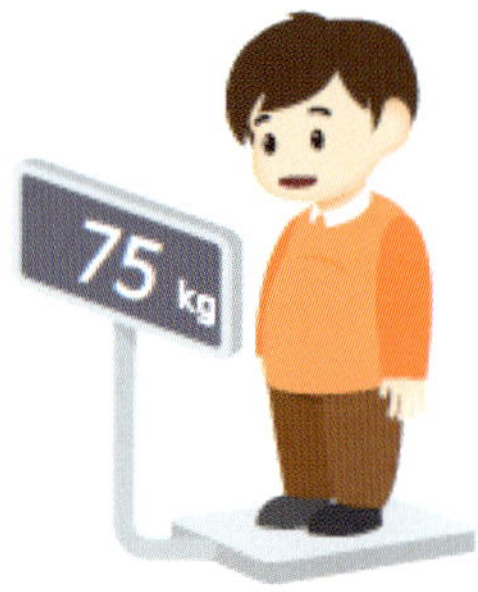

체중조절

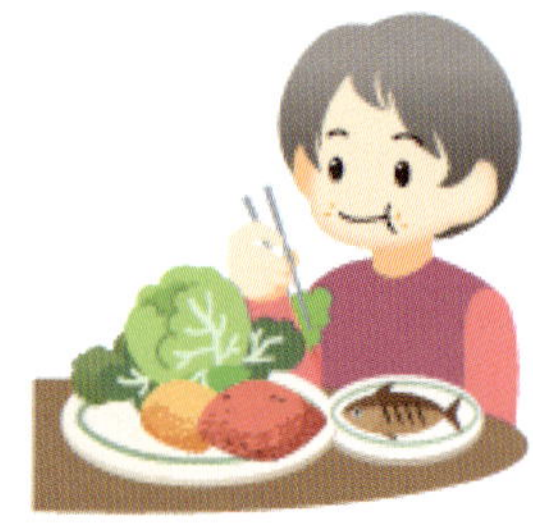

식이요법

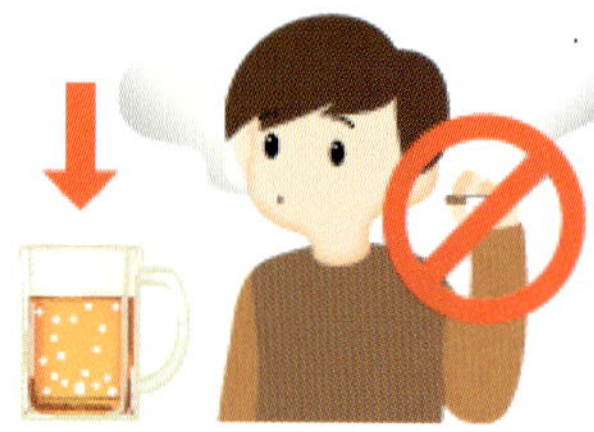

절주/금연

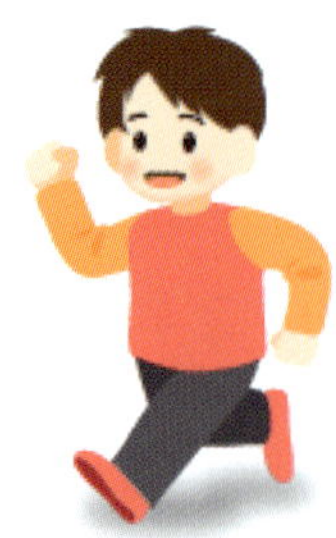

운동요법

3. 비만과 고지혈증 (이상지질혈증)은 반드시 조절한다.

4. 당뇨병이 있는지 주의한다.

5. 규칙적인 운동을 한다.

1) 유산소 운동을 하시면 좋습니다.

유산소 운동이란 관절과 근육을 상당기간 율동적으로 반복하여 움직이는 운동을 말하며, 걷기, 조깅, 자전거 타기, 수영, 체조, 줄넘기, 테니스, 에어로빅 등입니다.

2) 처음에는 산책, 체조, 걷기 운동과 같은 가벼운 운동으로 시작하여 서서히 운동 수준을 높이세요.
3) 하루 20 내지 30 분씩 1주일에 3 내지 4 회 정도가 적당합니다.
4) 운동 시작 전에는 준비운동으로 몸을 풀고 끝날 때에도 정리운동을 약 5 분간 하십시오.

걷기 운동의 요령

1) 편안한 옷과 신발을 준비하고 식전, 식후 2 시간 이후에 시작하십시오.
2) 처음에는 5분 정도씩 걷다가 차츰 30 분으로 늘리십시오.
3) 친구나 가족들과 함께 걸으면 더 좋습니다.
4) 너무 덥거나 추운 날씨에는 실내에서 걸으십시오.
5) 걷는 동안 맥박을 측정하거나 맥박이 목표 심박수 이내인지 확인 하십시오.

맥박측정

1) 운동을 할 때에 맥박을 측정하는 것이 좋습니다.
2) 맥박측정은 1분간 측정하거나 10초간 측정하여 6을 곱합니다.
3) 맥박은 팔목에 있는 요골동맥에서 그림과 같이 쉽게 측정할 수 있습니다.

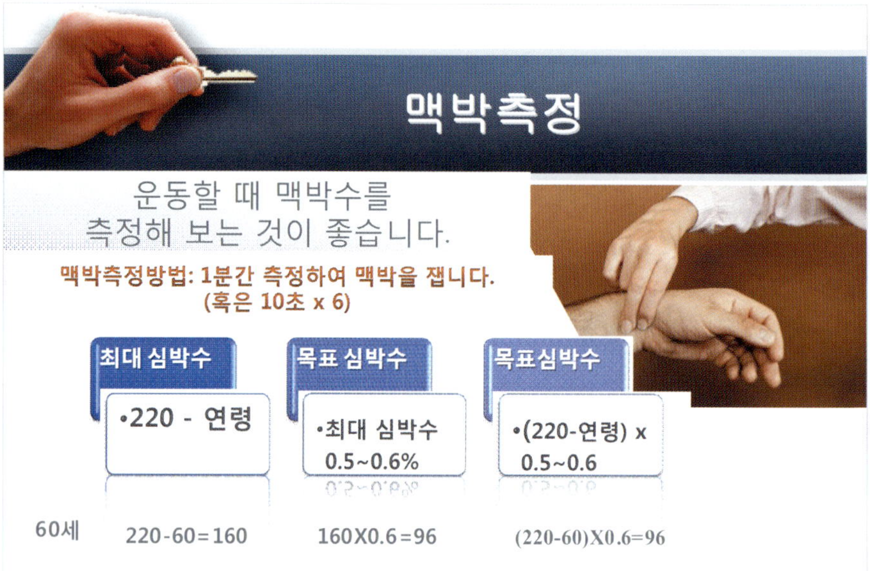
맥박측정
운동할 때 맥박수를
측정해 보는 것이 좋습니다.
맥박측정방법: 1분간 측정하여 맥박을 잽니다.
(혹은 10초 x 6)
최대 심박수
•220 - 연령
목표 심박수
•최대 심박수
0.5~0.6%
목표심박수
•(220-연령) x
0.5~0.6
60세
220-60=160
160X0.6=96
(220-60)X0.6=96

4) 최대 심박수는 (220-연령) 이고 목표 심박수는 최대 심박수에 0.6을 곱하여 쉽게 구할 수 있습니다. 예를 들어, 나이가 60세이면 최대 심박수는 220 – 60 = 160 회이고 목표 심박수는 0.6을 곱하면 96회가 됩니다.

걷기 운동을 멈춰야 하는 증상

1) 불규칙하거나 빠른 맥박
2) 어지러움 증, 식은 땀
3) 운동 중 협심증 같은 가슴 압박감
4) 너무 피곤한 경우
5) 운동을 끝내고 10분이 지나도 숨쉬기가 힘든 경우

피해야 할 운동

1) 무거운 물건을 들거나 끄는 동작은 근육을 지속적으로 긴장시켜 혈압을 높이고 심장의 부담을 증가시킵니다.
2) 역기 들기, 윗몸일으키기, 팔씨름 등은 좋지 않습니다.

6. 정기검진을 받는다.

제6장 맺음말

■ 단방 약 등 민간요법에 의존하지 말고 식이요법과 운동요법을 철저히 합시다. 흔히, 본인의 노력 없이 단방약이나 희귀한 음식으로 치료하고자 하는 분들이 많습니다. 대학 병원에서 처방하는 약들은 오랜 동안 동서양의 많은 환자들을 대상으로 과학적으로 입증된 약들이며, 전 세계적으로 널리 사용되고 그 효과가 확실히 인정되는 약들입니다. 평소 먹는 음식 가운데 해로운 음식을 가급적 피하고 대학병원에서 처방한 약을 복용하면 충분합니다. 예를 들어, 많은 환자들이 가족들이나 친구들의 권유에 따라서 값비싼 외제 영양제나 희귀한 물고기, 약초, 보약 등을 먹으면 어떻겠느냐고 질문을 많이 합니다. 대부분 이러한 약들이나 단방요법은 비용에 비하여 큰 효과가 없습니다.

■ 금연하고 술을 절제하십시오. 환자들은 금연이나 절주가 가장 어렵다고 말합니다. 하지만, 본인의 노력과 결심에 따라서는 거의 모든 환자들이 금연에 성공합니다. 본인의 마음가짐과 가족들의 협조와 이해가 필요합니다.

■ 심장병을 전문적으로 진단하고 치료하는 대학 병원에서 정밀 검진 후 확실한 진단을 받고 약물 치료나 특수 치료를 받으십시오. 심장병은 약국, 한의원, 한방병원, 개인의원에서는 진단하기 힘든 경우가 많습니다. 운동부하 심전도, 활동 중 심전도, 심초음파도, 핵의학 촬영 검사, 심장내 심전도 측정 및 전기생리학적 검사, 관상동맥 조영술 검사 등을 통해야만 확실히 진단되는 경우가 많기 때문입니다. 반드시 심장병 전문 대학병원에서 진찰을 받은 후 약물 치료나 수술을 받는 것이 좋습니다. 전문 치료가 끝난 후에는 집에서 가까운 개인의원이나 처음 대학병원에 소개시켜준 개인의원으로 대부분의 환자 분들을 보내드립니다. 또한 전남대학교병원 순환기내과에서는 심장 전기 생리학적 검사, 심도자 검사, 관상동맥 조영술 및 중재술 등 특수 치료를 받은 환자 분들의 특수 검사 기록 및 최종 진단명을 환자를 소개시켜 준 개인 의원이나 병원 의사 선생님께 매주 그 결과를 기록한 회신서를 발송하고 있습니다.

■ 가슴이 심하게 아프면 즉시 119 의 도움을 받아 전남대학교병원 응급실로 오십시오. 환자들이 가슴이 아파도 참으면서 견디는 경향이 있습니다. 심지어는 체를 내로 가거나 약방에서 약을 사 먹느라 시간을 낭비하는 경우가 많습니다. 가슴이 아플 때 빨리 대학병원 응급실로 오는 것이 고통을 줄이고 치료의 효과를 높이는 최선의 방법입니다. 망설이지 말고 빨리 대학병원 응급실로 직접 오십시오.

■ 이 책자에서 지금까지 읽은 내용 중 의문 사항이 있으시면, 담당의나 담당 교수와 상의하십시오. 현재까지 전남대학교 병원에서 혈관 확장술 및 스텐트 삽입 수술을 받으신 수천 명의 환자들께서 대부분 (98%의 환자) 완전히 회복되어 건강한 생활을 즐기고 있음을 기억하시고 즐겁게 살아가길 바랍니다.

참고
2016년도 전남대학교병원 순환기내과 진료 및 연구 실적

2016년도 진료 활동

☞ 연간 총 환자 수 : 158,480명

외래환자 : 126,564명
입원환자 : 31,916명

☞ 비관혈적검사 (총 89,282 예)

심전도	61,697 예
활동중심전도	2,318 예
운동부하검사	3,291 예
신호평균심전도	149 예
Event 기록기	141 예
활동중 혈압측정	351 예
동맥경화도 검사	4,457 예
경흉부심초음파도	16,878 예

☞ 관혈적검사 (총 8,156예)

관상동맥조영술 및 중재술	4,408 예
심도자검사	21 예
혈관내초음파술	109 예
심근조직검사	17 예
심낭천자술	94 예
EVAR, TEVAR	24 예
풍선도자 판막 확장술	20 예
PDA/ASD device closure	38 예
심전기 생리학적 검사 (EPS)	414 예
고주파 전극도자 절제술 (RFCA)	373 예
임시형 심박조율기 시술 (TPM)	147 예
영구형 심박조율기 시술 (PPM)	167 예
삽입형 제세동기 시술 (ICD)	51 예
심장 재동기화 시술 (CRT)	7 예
IABP	11 예
경피적 말초혈관성형술	67 예
경피적 대동맥판막 치환술 (TAVI)	13 예

교실원 2016년도 연구 및 기타 활동 사항

- 국제학회지 발표 : 65 편
- 국내학회지 발표 : 5 편
- Medline : 2 편

기타 특별 사항

1. 제6회 호남심장혈관영상 심포지엄
   - 명학홀, 2016년 2월 20일(토)
2. 제21차 임상심장학 심포지엄
   - 명학홀, 2016년 2월 21일(일)
3. 노년 내과 심포지엄
   - 빛고을 전남대학교 병원 2층 대강당, 2016년 3월 19일(토)
4. 대한심장학회 춘계 학술 대회
   - 경주 화백컨벤션 센터, 2016년 4월 15-16일(금-토)
5. 제2회 인공심박동기의 날
   - 명학홀, 2016년 4월 30일(토)
6. 제5회 광주 보스턴 심장학 심포지엄
   - 명학홀, 2016년 5월 20-21일(금-토)
7. 제14차 광주 심장중재술 심포지엄 - GICS
   - 김대중 컨벤션센터/전남대학교병원 심장센터, 2016년 6월 10-11일(금-토)
8. 60차 대한 심장 학회 추계 학술 대회 14년 연속 최다 논문 발표
   - 코엑스 인터컨티넨탈 호텔, 2016년 9월 26-27일(월-화)
   - 14년 연속 대한심장학회 초록 전국 최다 (141편 연제) 발표
9. 제12회 광주 심전도 심포지엄 - GUESS 2016
   - 명학홀, 2016년 10월 8일(토)

10. 세계 혈전의 날 심포지움

- 명학홀, 2016년 10월 14일(금)

11. 순환기내과 의국 송년등반

- 무등산 중머리재, 2016년 12월 17일(토)

2016년 교실원 연구 및 활동사항

1. CNUH Tiger Stent 임상 성공 기념식 및 공로패 수여식 (1월 12일)
2. "맹호 스텐트 회사" 창업 (정명호/안영근/김주한/홍영준/심두선 교수님)
3. 보건 복지부 장관상 (2016년 보건 의료 기술 진흥 유공자 우수 연구 부문), 한국 지질 동맥 경화 학회 2018년 차기 회장 선정, 유럽 생체 재료 학회지 최우수 논문 선정 - J Master Sic Master Med: The featured research of the month of April, KAMIR-JAMIR Joint Symposium 개최, 골 및 혈관 재생 펩타이드 BFP4 미국 특허 등록, 중국 길림성 심장 중재술 학회 및 순환기 학회 초청 특강 (정명호 교수님)
4. 유전자 및 약물 전달 심장 혈관 스텐트 일본 특허 등록 (정명호/안영근 교수님)
5. 21차 TCTAP best presenter 수상 2회 (심두선 교수님)
6. 중소 기업청 첫걸음 과제 선정 (정명호/김주한 교수님)
7. 대한 심장학회 초록 141편 채택 - 14년 연속 전국 최다 논문 발표

8. KAMIR 등록 6만명 돌파, 170편 논문 발표

9. 성공적인 보건 복지부 심혈관계 융합 연구 1단계평가: 우수 평가

10. 한국 보건 사업 진흥원 우수 과제 선정

2016년도 연구 수행 과제

- 보건복지부 보건의료기술연구개발사업 연구비

  ; 성체줄기세포의 심근경색 치료 효능 극대화기술 개발
- 보건복지부 질병관리본부

  ; 줄기세포 관상동맥 스텐트
- 보건복지부 지정 심장질환 특성화 연구센터 연구비
- 보건복지부 질병관리본부
- 지식경제부 신소재 원천기술 개발 연구
- 과학기술부 Pioneer 노령친화 연구 사업
- 한국연구재단
- LitePharm Tech
- 지식경제부 차세대신기술 혈관치료용 마이크로로봇 개발사업
- 지식경제부 조선치대 생체임플란트 의료융합산업
- 교육과학기술부
- 대한심장학회 산학협동 연구비
- 지식경제부 지역혁신센터
- 중재시술연구회 연구비
- 대한 고혈압학회 연구비

- 한국 심초음파학회 연구비
- 전남대학교 병원 임상연구비
- 전남대학교 의과학연구소 연구비
- 기타 임상 연구비
- 대한내과학회 연구비
- 대한심장학회 연구비
- 대한심장학회 부정맥연구회 연구비
- 심혈관질환 치료기술개발 특성화 사업 선정
- 재생과학 특성화사업 선정

- Korea Acute Myocardial Infarction Registry (KAMIR)을 비롯한 다양한 연구를 수행. (★는 전남대학교병원에서 주요연구책임을 맡은 연구, ♥는 국제임상연구 표시입니다.)

1. ABCD STUDY
2. ACCELERATE Study ★♥
3. ACCEL-LOADING
4. ACROSS(AMLODIPINE BESYLATE) Trial
5. ADVISE study ♥
6. ALECARDIO ♥
7. ALEPREVENT ★♥
8. ARENA
9. ARISTOTLE(CV185-030) Trial ♥
10. APPOSITION study

11. APPRAISE II

12. AQUATIC

13. ATLAS II(TIMI 51) ♥

14. ATLAS I (TIMI 46) ♥

15. ATMOSPHERE ♥

16. AVE 5026

17. BEACON

18. BEAUTY ★

19. BEAUTY ★

20. BESS

21. BEST Trial ♥

22. Biomaker study ♥

23. BRILLIANT Trial ★

24. BRvix study

25. B1481019 ♥

26. CANTOS study ♥

27. Cardiac CT &IVUS study ★

28. CHAMPION ♥

29. CHOICE

30. CL3-16257-068 ♥

31. CL3-16257-078 ♥

32. COBIS

33. COCUA

34. CONSTANT study

35. Coroflex ISAR 2000 Registry ♥

36. COSIMA2 ♥

37. CRARIFY ♥

38. CREATIVE

39. CRESCENDO TRIAL ♥

40. CRUCIAL Study ♥

41. CS8635

42. CSCADE- 8(BI1245.25) ♥

43. CTO-IVUS STUDY

44. Decision CTO

45. DES

46. DES edge study ★

48. DYSIS II ♥

49. ECLAT TRIAL

50. EFC11569 ♥

51. EFC11570 ♥

52. EFC14074 ♥

53. EPC &VH IVUS study ★

54. e-SELECT Registry ♥

55. ESTIMATE-BES

56. ET AMI

57. EXCELLENT study

58. EXFORGE Trial

59. EXPRIME study

60. EXTRACT TRIAL (TIMI 25) ♥

61. FAMI ★

62. FFR study

63. FIMA DEFER study

64. Fimasartan 30mg ABPM

65. Fimasartan study

66. Fimasartan + CCB 복합제 study

67. Genius

68. GENOUS-STEMI ★

69. GREAT ★

70. H7T-MC-TACE Trial ♥

71. HEART Trial ★

72. HL LDN 502 ★

73. HM-IBAT-301 Trial

74. Honor study ★

75. HOST-ASSURE

76. HOST-EXAM

77. HOST Alpine

78. HOST REDUCE POLYTECH RCT

79. ICOMBO Study

80. IDEA STUDY

81. IMPROVE IT Study

82. IRIS

83. IRIS-INTEGRITY study

84. IRIS-MAIN ♥

85. IRIS-PRIME

86. ISU - CLO-201 ★

87. KAMIR (Korea Acute Myocardial Infarction Registry) ★

88. KHTRN

89. KorMI ★

90. KOTRI

91. KW-DEST-01

92. K-Xience Registry

93. LAMIS I ★

94. LAMIS II ★

95. LATITUDE-TIMI 60 ♥

96. Lexapro

97. LGVRCL002

98. LG-ZVCL001

99. LG-ZVCL004

100. LG-ZVCL005

101. LG-ZVCL006

102. LIFENOX study

101. LISA Trial

102. LM IVUS STUDY ★

103. MINIATURE (Minimum Lumen Area [4.0mm] - IVUS Study ★

104. MK0859-022 ♥

105. MK0954F PN399

106. MR-CAPCIS-HM

107. MR-CAPCIS-JEIL

108. NC20971〉dal-OUTCOMES ♥

109. NexsteMI

110. OASIS 5 ♥

111. OASIS 6 ♥

112. OASIS 7 (CURRENT) TRIAL ♥

112. OASIS 8(Futura) Trial ♥

113. ODIPARSIL TRIAL ♥

114. OlYMPIA Registry ♥

115. OLSTA-D STUDY

116. OMACOR-KORMI

117. ONTARGET TRIAL ♥

118. ORIGIN Study ♥

119. Omacor-IVUS study ★

120. PAD

121. PARADIGM

122. PEGASUS (TIMI 54) ♥

123. Perfusion CT registry

124. Peristent plaque composition study ★

125. Peristent vascular remodeling study ★

126. PLATO TRIAL (Phase 3) ♥

127. Plaque prolapse study

128. PRE-COMBAT I

129. Pre-combat II

130. PROMISE study ★

131. PROTECT ♥

132. Qsymia ♥

133. RAFICO

134. REAL-DATE

135. REAL-LATE

136. RECOVER II ♥

137. REDEEM TRIAL ♥

138. RE-DUAL PCI ♥

139. RESOLUTE Asia ★♥

140. REWIND

141. RESTENT-ISR study

142. RILCAD study ★

143. RIVAROXACS2002 Study ♥ :

144. RUBY (150-CL-201) Trial ♥

145. SEPIA TRIAL(TIMI 42) ★♥

146. SEVIKAR OS

147. SEVIKAR study

148. SIPHON

149. SILOAM

150. RIVAROXACS2002 Study :

151. SIGNIFY study ♥

152. SIPHON

153. SMART-CHOICE

154. SMART-DATE

155. SMART-STRATEGY Ⅱ

156. SILOAM study

157. SOLID Trial ♥

158. SOPHIA study

159. STABILITY Trial ♥

160. Stent f/u study ★

161. TABY(TRILOGY) Study ★♥

162. TAILOR-PCI ♥

163. TAK-491_307

164. TALOS-AMI ★

165. TAO Study ★♥

166. THEMIS ★♥

167. The SPARTA TRIAL ★

168. TIGRIS ♥

169. Total Trial

170. TRACER TRIAL ★♥

171. TRI Registry

172. Vasospastic Angina in Korea Registry

173. VICTORY-OCT ♥

174. VISTA-16 study ♥

175. VTE

176. VYSIAM study

177. Xience Prime Asia ★

178. XP-ASIA★

179. XPL IVUS study

180. 딜라트렌SR-3상 STUDY

181. 정상 관상동맥조영술을 보이는 비심인성 흉통 환자의 원인 질환 분석 연구

182. 질병관리본부 학술 연구 용역 사업(국책과제) ★

183. 1001AGCVSP3

184. 502.550

전남대학병원 순환기내과에서는 2016년 까지 160여건의 국책과제 및 국제임상연구를 통하여 새로운 진단 및 치료법 개발에 최선을 하고 있으며, 진료와 연구 양면에 있어서 국내에서 선구적인 역할을 하고 있습니다.

저자 소개

강정채 : 의학박사, 내과 전문의, 순환기내과 분과전문의
전남의대 순환기내과 명예교수, 독일 마인즈 대학 연수
박종춘 : 의학박사, 내과 전문의, 순환기내과 분과전문의
전남의대 순환기내과 교수, 일본 가고시마 대학 연수
조정관 : 의학박사, 내과 전문의, 순환기내과 분과전문의
전남의대 순환기내과 교수, 미국 펜실베니아 대학 연수
정명호 : 의학박사, 내과 전문의, 순환기내과 분과전문의
전남의대 순환기내과 교수, 미국 메이요 클리닉 연수
안영근 : 의학박사, 내과 전문의, 순환기내과 분과전문의
전남의대 순환기내과 교수, 미국 하버드 대학 연수
김주한 : 의학박사, 내과 전문의, 순환기내과 분과전문의
전남의대 순환기내과 기금 교수, 미국 시카고 대학 연수
홍영준 : 의학박사, 내과 전문의, 순환기내과 분과전문의
전남의대 순환기내과 부교수, 미국 워싱턴심장센터 연수
김계훈 : 의학박사, 내과 전문의, 순환기내과 분과전문의
전남의대 순환기내과 기금 교수, 미국 메이요 클리닉 연수
박형욱 : 의학박사, 내과 전문의, 순환기내과 분과전문의
전남의대 순환기내과 부교수, 미국 인디애나 대학 연수
윤남식 : 의학박사, 내과 전문의, 순환기내과 분과전문의
전남의대 순환기내과 기금 부교수, 미국 뉴욕주립대학 연수
윤현주 : 의학박사, 내과 전문의, 순환기내과 분과전문의
전남대병원 순환기내과 부교수, 미국 듀크 대학 연수
심두선 : 의학박사, 내과 전문의, 순환기내과 분과전문의
전남의대 순환기내과 기금 부교수
이기홍 : 의학박사, 내과 전문의, 순환기내과 분과전문의
전남의대 순환기내과 기금 부교수
조재영 : 의학박사, 내과 전문의, 순환기내과 분과전문의
전남대병원 순환기내과 임상 부교수
김민철 : 의학박사, 내과 전문의, 순환기내과 분과전문의
전남대병원 순환기내과 임상 조교수
박혁진 : 의학석사, 내과 전문의, 순환기내과 분과전문의
전남대병원 순환기내과 임상 조교수
김용철 : 의학석사, 내과 전문의, 순환기내과 분과전문의
전남대병원 순환기내과 임상 진료교수, 영국 브리스톨 대학 연수

건강한 심장, 행복한 인생

2017년 6월 1일 인쇄
2017년 6월 5일 발행

저 자 정명호 · 조재영 · 김용철 · 박혁진 · 김민철 · 이기홍
심두선 · 윤남식 · 윤현주 · 김계훈 · 박형욱 · 홍영준
김주한 · 안영근 · 조정관 · 박종춘 · 강정채
발행인 정병석
등 록 1981년 5월 21일 제53호
61186 광주광역시 북구 용봉로 77
발 행 전남대학교출판부
T E L (062) 530-0571~3
F A X (062) 530-0579
http://www.cnup.co.kr

가 격 10,000 원

ISBN 978-89-6849-408-6 (93510)